常见病
中医调治问答丛书

痔疮
中医调治问答

总主编　尹国有　主编　于效力　田献忠

中国健康传媒集团
中国医药科技出版社

内 容 提 要

本书是一本中医调治痔疮的科普书，以作者诊治痔疮经验及患者咨询问题为基础，以痔疮的中医治疗调养知识为重点，采用患者针对自己的病情提问题，医生予以解答的形式，系统地介绍了痔疮的防治知识，认真细致地解答了广大痔疮患者可能遇到的各种问题。本书文字通俗易懂，内容科学实用，可作为痔疮患者家庭治疗和自我调养康复的常备用书，也可供临床医务人员和广大群众阅读参考。

图书在版编目（CIP）数据

痔疮中医调治问答 / 于效力，田献忠主编 . —北京 ：中国医药科技出版社，2023.8

（常见病中医调治问答丛书）

ISBN 978-7-5214-4079-9

Ⅰ . ①痔… Ⅱ . ①于… ②田… Ⅲ . ①痔—中医治疗法—问题解答 Ⅳ . ① R266-44

中国国家版本馆 CIP 数据核字（2023）第 144489 号

美术编辑 陈君杞

版式设计 也　在

出版 **中国健康传媒集团** | 中国医药科技出版社

地址 北京市海淀区文慧园北路甲 22 号

邮编 100082

电话 发行：010-62227427 邮购：010-62236938

网址 www.cmstp.com

规格 880 × 1230 mm $^{1}/_{32}$

印张 8 $^{1}/_{2}$

字数 204 千字

版次 2023 年 8 月第 1 版

印次 2023 年 8 月第 1 次印刷

印刷 三河市万龙印装有限公司

经销 全国各地新华书店

书号 ISBN 978-7-5214-4079-9

定价 35.00 元

获取新书信息、投稿、为图书纠错，请扫码联系我们。

本书编委会

主　编　于效力　田献忠

编　委（按姓氏笔画排序）

陈玲曾　饶　洪　袁遵宇

徐心阔　韩振宏　蔡小平

前 言

人最宝贵的是生命和健康，健康与疾病是全社会都非常关注的问题，健康是人们永恒的追求。返璞归真、回归自然已成为当今的时尚。中医注重疾病的整体调治、非药物治疗和日常保健，有丰富多彩的治疗调养手段，采用中医方法治疗调养疾病，以其独特的方式、显著的疗效和较少的不良反应，深受广大患者的青睐。为了普及医学知识，增强人们的自我保健意识，满足广大读者运用中医方法治疗调养常见病的需求，指导人们建立健康、文明、科学的生活方式，我们组织有关专家、教授，编写了《常见病中医调治问答丛书》。《痔疮中医调治问答》是丛书之一。

痔疮主要包括痔（内痔、外痔、混合痔）、瘘（肛瘘）、裂（肛裂）、痈（肛周脓肿）等，是临床常见病、多发病，无论男女老幼都有发病之虞，故有“十人九痔”之说。近年来，随着人们物质生活水平的不断提高，受饮食结构变化、生活节奏加快等诸多因素的影响，痔疮的发病率呈上升趋势。痔疮虽不是什么大病，但痔疮致使肛门部疼痛不适、便血等，给患者带来肉体和精神上的痛苦，严重影响着人们的工作、学习和生活。什么是痔疮？痔疮的发病原因有哪些？痔疮有怎样的临床表现？中医是怎样认识痔疮的？痔疮有哪些治疗方法？怎样预防痔疮？……人们对痔疮的疑问实在太多了。

本书以作者诊治痔疮经验及患者咨询问题为基础，以痔疮的中医治疗调养知识为重点，采用患者针对自己的病情提问题，医生予以解答的形式，系统地介绍了痔疮的防治知识，认真细致地解答了广大痔疮患者可能遇到的各种问题。书中从正确认识痔疮开始，首先简要介绍了痔疮的概念、分类，发病原因、临床表现、常用的辅助检查，以及痔疮的诊断与预防等有关痔疮的基础知识，之后详细阐述了中医辨证治疗、单方验方治疗、中成药治疗，以及熏洗、贴敷、灌肠、饮食调养、运动锻炼、起居调摄等中医治疗调养痔疮的各种方法。

书中文字通俗易懂，内容科学实用，所选用的治疗和调养方法叙述详尽，可作为痔疮患者家庭治疗和自我调养康复的常备用书，也可供临床医务人员和广大群众阅读参考。需要说明的是，痔疮是一种难以根除的慢性病，医生与患者共同参与、互相配合，采取综合性的治疗调养措施，是提高痔疮治疗效果的可靠手段。由于疾病是复杂多样、千变万化的，在应用本书介绍的治疗和调养方法治疗调养痔疮时，一定要先咨询医生，切不可自作主张、生搬硬套地“对号入座”，以免引发不良事件。

在本书的编写过程中，参考了许多公开发表的著作，在此一并向有关作者表示衷心感谢。由于水平有限，书中不当之处在所难免，欢迎广大读者批评指正。

编者

2023年6月

目 录

第一章 正确认识痔疮

第二章 中医治疗痔疮

第三章 自我调养痔疮

第一章 正确认识痔疮

什么是痔疮？怎样预防痔疮？由于缺少医学知识，人们对痔疮的疑问实在太多了，然而在看病时，由于时间所限，医生与患者的沟通往往并不充分，患者常常是该说的话没有说，该问的问题没有问，医生也有很多来不及解释的问题。本章讲解了什么是痔疮、怎样预防痔疮等基础知识，相信对正确认识痔疮有所帮助。

01 什么是痔疮？

咨询： 我今年 51 岁，平时饮酒较多，还喜欢吃辣椒，近段时间总感觉肛门部胀痛不舒服，昨天到药店买药，药师说可能是患了痔疮，建议到医院进一步检查确诊，我知道很多人患有痔疮。请问**什么是痔疮？**

解答： 像您这样平时饮酒较多、喜欢吃辣椒的人，很容易患痔疮。西医学所说的痔疮，是指人体直肠末端黏膜下和肛管（肛门）皮肤下静脉丛发生曲张、瘀血所形成的柔软静脉团块，又称痔。痔疮分为内痔、外痔和混合痔三种，其早期可无不适之感觉，中、晚期则可出现不同程度的便血、脱出、肿痛等症状，是一种最常见、最多发的肛肠疾病。

《说文解字》中说："痔后病也"；《增韵》中有"痔谓隐疮也"的记载；湖南长沙马王堆出土的秦汉医书《足臂十一脉灸经》中把"痔"写作"寺"，意指高出、突出之物；《医学纲目》中则说："在人九窍之中，凡有小肉突出者皆曰痔"。在中医文献中痔疮有三种不同的含义：一是九窍中突出小肉者皆曰痔；二是所有肛肠疾病的总称；三是与西医学所讲的痔疮之概念相同，为内痔、外痔、混合痔的统称。

痔疮有狭义和广义之分，狭义是指单纯的内痔、外痔、混合痔，广义则是指所有肛门直肠疾病，通常人们所说的痔疮，多指广义的痔疮。中医把诸如痔疮（内痔、外痔、混合痔）、肛裂、肛瘘、肛周脓肿、直肠脱垂、肛门瘙痒症、肛门湿疹、肛管直肠癌、脱肛等所有肛肠疾病都归属于痔疮或痔瘘之中，所以有些医院将中医肛肠科称之为“痔瘘科”或“痔科”。

在众多的肛肠疾病中，尤以痔（内痔、外痔、混合痔）、瘘（肛瘘）、裂（肛裂）、痈（肛周脓肿）这四种病最为常见，所以本书将着重介绍这些疾病。

02 引发痔疮的原因有哪些？

咨询： 我今年36岁，最近一段时间总感觉肛门部坠胀不舒服，今天到医院就诊，经检查诊断为痔疮，我知道引发痔疮的原因多种多样，消除引发痔疮的原因是防治痔疮的重要一环。请问引发痔疮的原因有哪些？

解答： 的确，引发痔疮的原因是多种多样的，至今尚未完全明了。通常认为，主要与体位因素、解剖因素、感染因素、便秘与不正常的排便方式、不良饮食习惯、遗传因素、疾病因素、妊娠与分娩、年龄因素等有关。

（1）体位因素：肛门直肠位于结肠的下部，人的直立状态使直肠静脉压上升，给痔疮的发生、发展提供了条件。久站或久坐，长期负重远行，影响静脉回流，使盆腔内血流缓慢和腹内脏器充血，引起痔静脉过度充盈，血液回流受阻，血管容易瘀血扩张而引发痔疮或使原有的痔疮加重。

（2）解剖因素：直肠上、下动脉和肛门动脉的终末走行都集中在齿状线附近，细小的动脉与静脉以直接吻合方式构成洞状静脉，洞状静脉肌层发育不好，弹力纤维少，胶原纤维多，容易扩张形成痔疮。同时直肠静脉中缺少静脉瓣，由于直肠黏膜下的动、静脉在不同高度穿过肌层，容易受粪块压迫，影响血液回流，易导致痔疮的发展。

（3）感染因素：痔静脉的感染和血栓形成是形成痔的原因，直肠下部周围组织发炎、痔静脉丛发生静脉周围炎、静脉炎，使管壁脆化，继发血管扩张充血引起或加重痔疮。

（4）便秘与不正常的排便方式：便秘时直肠壶腹部的干硬粪块对周围产生的压力刺激是痔疮形成的重要因素，同时擦伤肠壁造成感染发炎，也是形成痔疮的原因。不良的排便习惯，久蹲厕所，可使腹压增高，肛门直肠部充血，导致静脉曲张，肛门括约肌松弛，甚至使直肠黏膜与肌层分离脱出，肛管随粪便下移，这种动作反复进行就易产生痔疮。

（5）不良饮食习惯：饮食过于精细，粗纤维缺乏，粪便少质硬，易发生便秘，干硬粪便对直肠壶腹施加的压力大大增加，容易引发痔疮。饮酒过多，嗜食煎炸及辛辣刺激性食物，如常吃芥菜、辣椒、大蒜等，容易滋生湿热，刺激肛门直肠黏膜，不仅使肛门直肠血管充血，影响静脉回流，容易形成痔疮，而且还会导致和加重便秘，这也大大增加了发生痔疮的可能性。

（6）遗传因素：一些学者认为小儿和青年人发生痔疮与先天性因素有关，可能这些家族的成员具有静脉壁薄弱的先天性因素。这种先天性器质性缺陷是全身性的，在同一个患者身上常同时存在多处血管病变，如异常粗大的动脉分支，静脉的狭窄和毛细血管扩张。

（7）疾病因素：一些能增加腹压的疾病，如腹部和盆腔的肿瘤、长期咳嗽、长期腹泻，可造成腹压增高，痔静脉受压而瘀血、曲张，导致痔疮的发生或加重。另外肝硬化、门静脉血栓炎等，引起门静脉内压增高，门静脉系统缺乏静脉瓣，可直接导致痔静脉丛压力上升，也是内痔发生或加重的原因。

（8）妊娠与分娩：怀孕时胎儿压迫盆腔静脉，使直肠下部瘀血，引起血管扩张；孕激素、松弛素等妊娠素的影响也可使骨盆和直肠血管扩张；增大的子宫压迫肠管可导致排便障碍，排便费力；孕期活动减少，可引起便秘。以上妊娠与分娩因素均可引起痔疮或使原有的痔疮病情加重。

（9）年龄因素：儿童、青少年很少患痔疮，而成年人易患痔疮，可能与儿童肛肠血管弹性好，加上活泼好动，体位多变，不易形成肛门部瘀血有关。而成年人血管弹性相对较差，同时活动减少，易形成肛门血行不畅，瘀血结于肛周，形成痔疮。

综上所述，痔疮的发病与多种因素有关，往往是几种因素互相作用的结果，肛门直肠部血管的特殊结构，门静脉系统中缺少静脉瓣，人的直立状态使直肠静脉压上升等解剖学方面的因素是痔疮形成的内因，而便秘、排便时间过长是主要的诱因，其他因素对痔疮的发生、发展也有一定的影响。

03 不同年龄和性别痔疮的发病各有什么特点?

咨询：我今年45岁，患痔疮已有一段时间，自从患痔疮后我特别关注有关痔疮的防治知识，听说痔疮的发病与年龄、性别密切相关，不同的年龄和性别其痔疮的发病各有特点，我想了解一下，不同年龄和性别痔疮的发病各有什么特点?

解答：正像您听说的那样，痔疮的发病与年龄、性别密切相关。肛肠疾病的发病随着年龄的增长而增多，而且女性痔疮的发病率明显高于男性，不同年龄和性别痔疮的发病各有特点。

小儿痔疮多因气血未旺，或者先天不足所致，这类患儿多有直肠骨盆组织发育不全，并有静脉回流障碍，可引起痔疮、肛门脱垂、息肉和肛门狭窄等疾患。

老年人患痔疮则是因气血衰退，中气不足，气虚下陷，津液匮乏，肌肉张力减退，失去支持固定作用等所致，多见内痔脱出、直肠脱垂、便秘、肛门失禁等。

妇女因妊娠及分娩等生理过程均会直接影响肛门直肠部的血液回流，致使痔静脉丛充血扩张，肛门直肠部静脉及淋巴回流障碍，容易形成赘皮外痔或混合痔，或因产生血虚、津液不足而生肛裂。妊娠致骨盆肌肉张力减退和松弛，使直肠周围组织失去支持固定作用，容易造成直肠脱垂。

青壮年男子发病，多因饮食不节，过食辛辣刺激性食物，或坐卧湿地，生冷停寒，醉饱入房，酒色积热，以致营血失道，渗入大肠，痔疮乃生。常见的有内痔、外痔、肛瘘、肛裂、直肠息肉、肛周脓肿、肛窦炎及直肠炎等。

04 痔疮与便秘有什么关系？

咨询： 我今年42岁，大便秘结已有一段时间，最近几天又出现了肛门部坠胀、疼痛，经检查诊断为痔疮，医生说我的痔疮与便秘有很大关系，不过他讲得太简单了，请您告诉我痔疮与便秘有什么关系？

解答： 便秘是人们生活中最常遇到的一个问题，大凡各种原因致使大便次数减少、大便干结、排出困难或不尽者均可称之为便秘。便秘是指由于粪便在肠内停留过久，以致大便次数减少、大便干结、排出困难或不尽。便秘是临床常见的一个症状，不分男性女性，不管年龄大小，从婴幼儿到成年人、老年人，都有可能发生便秘。便秘使人痛苦而又尴尬，在人的一生中，绝大多数都有过罹患便秘的病史或正被便秘所困扰，特别是老年人、孕妇和节食减肥者，便秘的发生率更高。

便秘可以引起许多肛肠疾病，如内痔、外痔、肛裂、肛瘘、脱肛等，在便秘患者中痔疮患者占有很大的比例，痔疮与便秘有着密切的关系，可以说便秘是痔疮产生的机械因素之一。首先，便秘时干燥粪便压迫直肠，使直肠黏膜下层的静脉直接受压，造成直肠肛门静脉血液回流障碍，特别是直肠上静脉及其分支因缺少静脉瓣，血液容易产生淤积，从而促成痔疮的形成；其次，便秘时排便时间延长及用力努挣，可使腹压增高肛门直肠被压，使直肠肛门静脉血液回流受阻，加之直肠血管排列上的特点，在不同平面穿过肌层，更易受粪便压迫，使黏膜下静脉扩大曲张而发生痔疮。便秘严重时甚至可导致直肠黏膜和肌层分离脱出，肛管随粪便下移，久而久之则易发生痔疮。干燥粪便通过肛门，过度牵张肛门部皮肤，撕裂皮肤皱褶，引起感染、水肿和炎症，久之则成为结缔组织外痔。另外，痔疮也可引起便秘或加重便秘，这是由于痔疮可引起排便疼痛，特别是在内痔发生脱出并绞窄时，因此可使患者惧怕排便或强忍便意，使粪便在肠内滞留过久，从而促成便秘或使便秘加重。

由上可以看出，痔疮与便秘有着极其密切的关系，在发病学上二者往往是互为因果的。

05 为什么妇女妊娠期和分娩后容易患痔疮？

咨询：我朋友刘某，半年前生一男孩，生孩子后就得了痔疮，我怀孕已7个多月，最近总感觉肛门部不舒服，经检查诊断为痔疮，医生说妇女妊娠期和分娩后容易患痔疮，我想了解其中的原因，请问**为什么妇女妊娠期和分娩后容易患痔疮？**

解答：医生说的没错，妇女妊娠期和分娩后确实容易患痔疮。临床发现，女性肛门直肠疾病的患病率明显高于男性，其中尤以妊娠期和分娩后的妇女容易发生痔疮或使原有的痔疮病情加重，有人甚至认为 80% 的女性患者肛门直肠疾病的加重与妊娠和分娩有关。

妇女妊娠期和分娩后之所以容易患痔疮或使原有的痔疮病情加重，其原因主要有以下几个方面。

（1）妇女妊娠后胎儿逐渐长大，肛门直肠受到增大的子宫压迫也越来越重，容易引起肛门直肠部的血液回流障碍。

（2）妇女妊娠时增大的子宫压迫肠管，导致粪便在肠道停留时间过长而变硬，排便用力增大，影响肛门直肠部的血液循环。

（3）孕激素、松弛素等妊娠激素使盆腔血管扩张，动脉血流增加，同时骨盆内的脏器组织以及肛管直肠组织变脆或松弛，容易受伤或发炎。分娩时长时间用力引起痔静脉高度瘀血，同时也容易直接损伤肛门。

（4）妊娠及分娩后饮食、生活方式等发生变化，过多食入精细和肥腻之食物，活动减少，导致便秘和肛门直肠部血流不畅。

06 为什么喜食辛辣和爱好喝酒的人容易患痔疮？

咨询：我喜好吃辣椒，饮酒也较多，最近总感觉肛门部不舒服，经检查诊断为痔疮，我的邻居吴老师患有痔疮，他也喜欢喝酒和吃辣椒，似乎喜好吃辣椒和喜欢喝酒的人容易患痔疮，请问为什么喜食辛辣和爱好喝酒的人容易患痔疮？

解答：辣椒是人们常吃的调味佳品，辣椒中含有一种叫辣椒素的成分，对口腔及胃肠道有刺激作用，能增强胃肠蠕动，促进消化液分泌，改善食欲，并能抑制肠内异常发酵，排除消化道中积存的气体，同时适当吃些辣椒对于居处潮湿环境的人预防风湿和冻伤也有好处。辣椒虽好，食用也应适量，过量食用不仅对身体无益，反而危害人体健康。喜好吃辣椒的人之所以容易患痔疮，是因为过多食用辣椒，辣椒素会剧烈刺激胃肠黏膜，使其高度充血、蠕动加快，不仅可引起胃痛、腹痛、腹泻，还会使肛门部出现烧灼样刺激，引起痔疮，使原有的痔疮加重并诱发出血等。

酒是亲朋相聚、节日喜庆常用的饮品。人们宴请宾客好友之时，多是美酒飘香之际，推杯换盏，其乐融融，大有不醉不休之势。殊不知，嗜物均应有“度”，适之则有宜，过之则有害，饮酒亦然，少饮之有益，多饮则贻患无穷。酒的品种很多，有果酒、啤酒、黄酒、白酒、红酒等。对一个健康人来说，少量、间断饮用一些低度的优质酒，能提神、助消化、暖胃肠、御风寒、活血通络，对健康是有益的。但是饮酒无度或经常饮用含酒精浓度高的烈性酒，对人体有百害而无一利，饮酒是诱发痔疮的重要因素，痔疮患者饮酒也容易使病情加重，引起出血、肿痛等。饮酒会刺激消化道黏膜，加重肛门直肠部的充血和血液淤积情况，饮酒者多伴有嗜食辛辣肥腻之食物，同时饮酒后还会降低机体的抵抗力，这些都为痔疮的发病创造了条件。

对酒与痔疮的关系，中医早有论述，主要观点是酒性辛热，会使血脉充溢，使血液、浊邪郁结于肛门直肠，导致痔疮发生。如《太平圣惠方》中记载，“夫酒痔者，由从饮酒过度，伤于肠胃之所成也，夫酒性酷热而有大毒，酒毒渍于脏腑，使血脉充溢，积热不散，攻蹇大肠，故令下血”。《仁斋直指方》则记载，“凡痔皆因酒面炙煿，蓄热伤血，恶血结聚于下焦，不得疏通，于是下坠而为痔”。《外科正宗》中也有“酒色过度，肠胃受伤，以致浊气瘀血流注肛门，俱能发痔”的论述。

07 为什么久蹲厕所者容易患痔疮？

咨询： 我解大便时喜欢蹲厕所玩手机，最近总感觉肛门部坠胀不舒服，经检查说是患有痔疮。我的同事宋师傅，解大便时总是久蹲厕所，也患有痔疮，听说久蹲厕所者容易患痔疮，请问为什么久蹲厕所者容易患痔疮？

解答：有一部分人上厕所时，不是看书报、听广播，就是玩手机等，久蹲厕所不站起。其实，久蹲厕所是一种不良习惯，也是诱发痔疮、肛裂等肛门直肠疾病的重要因素。

这是因为在蹲位排便时，腹部受到挤压，腹压增大，影响肛门直肠部的血液回流，加之直肠肛门处之静脉缺乏瓣膜又较薄弱，就很容易扩张成团，血液瘀结在局部，形成痔疮等。同时，长时间排便使肛门直肠部的韧带等支持组织松弛、断裂，导致肛垫向下移位，引发痔疮。再者，排干硬粪便时，过度牵拉肛门部位的皮肤，甚至擦伤肛门上皮，也会导致肛门皮肤充血、发炎、增生，或导致肛周皮下血栓形成，引发皮赘外痔或血栓性外痔。

一般有排便时间过长、久蹲厕所习惯的人，痔疮的发生率较高。国外有学者认为，排便时沉溺于阅读报纸或小说等，对痔静脉造成的损伤比排便正常的人高 10 倍。

由上可以看出，排便时久蹲厕所容易诱发痔疮，奉劝有排便时久蹲厕所这一不良习惯的人，应尽快改掉这一习惯。

08 痔疮的发病与职业和季节有关系吗？

咨询：我今年 51 岁，患痔疮已有一段时间。自从患病后我特别关注痔疮的防治知识，听说痔疮的发病不仅与吃辣椒、饮酒有关，与职业和季节也有一定关系，我不太相信，请问痔疮的发病与职业和季节有关系吗？

解答：这里首先告诉您，痔疮的发病确实与职业和季节有一定的关系。经调查发现，痔疮的发病与职业有一定的关系，如店员、理发员等从事长时间站立工作的人，翻砂工人等从事长时间下蹲工作的人，以及银行职员、作家、打字员、司机等从事久坐工作的人，这些人痔疮的发病率较高。痔疮的发病之所以与职业密切相关，主要是因为不同职业对腹部和盆腔压力的增加，以及对肛门直肠部位血液循环的影响不尽相同所致。

职业对痔疮的发病有一定影响，这容易接受，要说季节与痔疮的发病也有关系，似乎不太可能，其实季节确实与痔疮的发病也有关系。一些痔疮患者会在每年的春秋季节发作，出现肛门疼痛，坠胀不适，大便下血等症状。从中医学角度来说，风为春季的主气，风性善行而数变，风为阳邪，其性开泄，易伤阴液，若风邪客于肠道，则可致肠风下血，其色鲜红，点滴而下或呈喷射状，且时发时止。风邪伤肺，可使肺气宣肃功能失常，出现咳喘，而肺与大肠相表里，继而可产生脱肛等。秋季为燥邪侵袭的气候，秋天其天气不断敛肃，空气中缺乏水分的濡润，人体调节功能失常则会出现大便干燥、便秘而诱发痔疮。燥邪主秋，易于伤肺，肺与大肠相表里，故可出现肛门皲裂、疼痛的肺燥肠闭证。另外秋为长夏之后，夏季湿浊之气客于肠间而发于秋多为泄泻、肠炎等，所以春秋季节痔疮多发，患者应注意避免受风邪和秋燥的侵袭。

09 痔疮的发病与腹泻有关系吗？

咨询： 我今年 50 岁，经常拉肚子，最近总感觉肛门部坠胀不舒服，经检查诊断为混合痔。我朋友刘某，也是经常腹泻，患痔疮已有一段时间，听说痔疮的发病与腹泻有一定的关系，我想进一步了解一下。请问痔疮的发病与腹泻有关系吗？

解答： 的确，痔疮的发病与腹泻有一定的关系。从平常的经验来看，便秘以及排便困难容易引发痔疮，腹泻似乎导致痔疮的可能性最小。但是，医学界在对痔疮的发病因素分析研究后发现，腹泻也是引起痔疮的一个重要因素，它在痔疮的形成发展中的角色甚至重于便秘。

先排除在腹泻中所发生的肠内环境变化的影响，单从腹泻时排便过程中发生的变化来分析。腹泻发生时，由于大便质地较稀，粪便越过了肛管直肠角直接进入肛管。腹泻时，起初内外括约肌会反射性收缩增强以防止大便排出，这时穿梭于内外括约肌的动静脉因为肌肉收缩而受到暂时的阻断，肛垫内静脉回流受阻，肛垫充血，加强肛门自制功能。然后突然的排便过程开始，内外括约肌突然松弛，先前阻断的动静脉开放，肛垫迅速充血。腹泻时这样的过程多次重复，稀便的反复刺激引起括约肌长时间的频繁或持续收缩，肛管静息压持续升高，结果最终导致肛垫充血性肥大。这时再加上腹泻时肠内环境酸碱度值的改变，过酸或是过碱环境加重了对直肠终末端肛垫的损伤。很多人在腹泻发生后会明显感觉到肛门周围烧灼疼痛感，就与此有关。如果腹泻不能及时纠正，这样的过程反复发作，肛垫充血越发严重，继而引起较严重的相对瘀血，组织损伤不断加重，从而引起一系列的病理变化，诱发痔疮，产生一系列痔疮症状。由上可以看出，痔疮的发病不但与便秘有关，与腹泻也有密切关系。

10 为什么假日易诱发痔疮？

咨询：我今年43岁，是小学教师，时逢春节，多喝了几杯酒，这两天总感觉肛门部疼痛不舒服，今天到医院就诊，让我感到奇怪的是到肛肠科就诊的人特别多，咨询医生说是假日易诱发痔疮发作，请问为什么假日易诱发痔疮？

解答：肛肠科医生往往有这样的经验，每遇节假日过后，痔疮患者会明显增多，主要以痔疮出血、肛周炎、血栓性外痔等患者为多，这主要与节日期间饮食习惯改变、缺乏运动和睡眠不足等不科学的生活方式有关。

（1）节日期间，多备有大鱼大肉，而蔬菜较少，刺激肠蠕动的膳食纤维较少，可导致大便秘结，排便困难。排便时过于用力，使腹压增加，肛周及盆底血管扩张，压力增大，遂引发痔疮或使原有的痔疮加重。

（2）节日期间，亲朋好友相聚，免不了要喝上几杯，酒性剽悍，如连续几天的狂欢，不仅容易滋生湿热蕴于下焦，也可导致肠道血管过度膨胀，从而诱发痔疮或使痔疮患者原有的病情加重。

（3）节日期间，有的人通宵达旦地打麻将、玩扑克或长时间坐在电脑旁上网聊天，这也可导致肛门部血液循环障碍，严重的血液淤积于肛周静脉丛，引发痔疮，或加重原有痔疮之症状、诱发出血和脱出等。

（4）节日期间，人们饮食起居不规律，探亲访友、娱乐过度、睡眠不足，可致人体抵抗力下降，复因嗜食辛辣食物及饮酒，加之便秘等，则肛隐窝易受感染，容易引起肛周脓肿。

每逢节日过后，肛肠科患者往往集中来院就诊，多与以上因素有关，因此建议大家节日期间一定要注意保持健康的生活方式，以远离痔疮。

11 内痔通常分为几期几度？

咨询：我今年46岁，患痔疮已有一段时间，希望多了解一些有关痔疮的知识，以前我只知道痔疮包括内痔、外痔、混合痔，患病后得知内痔还有分期和分度，听医生说我的内痔就是二期内痔，请您给我介绍一下，**内痔通常分为几期几度？**

解答：根据痔疮的发生部位，通常将其分为内痔、外痔和混合痔三种类型。内痔是指发生在齿状线以上，由黏膜下的痔内静脉丛扩大曲张所形成的柔软静脉团。内痔以出血和脱出为主要症状，多为无痛软性肿块，长期反复出血，可引起严重贫血。

内痔好发于肛门右前、右后和左侧，是诸痔中发病率最高的，占内痔、外痔、混合痔患者数的59.86%。根据内痔发展程度的不同，我国临床上将内痔分为三期。一期内痔患者多无明显的痛苦，肛门稍有瘙痒，自觉肛门分泌物较多，偶有便后手纸带血、滴血或射血，肛门镜检查可见齿状线上方黏膜隆起，表面色淡红；二期内痔便血色鲜红，伴有肿物脱出于肛外，便后可自行复位，肛门镜检查见齿状线上方黏膜隆起，表面色暗红；三期内痔排便或增加腹压时肛内肿物脱出而不能自行复位，需休息后或手法复位，甚至发生嵌顿而伴有剧烈疼痛，便血少或无，肛镜检查见齿状线上方黏膜隆起，表面纤维化或有坏死，或伴有血栓形成。

除三期分类法外，内痔还有国际上通行的四度分类法。Ⅰ度内痔大便时带血、滴血或喷射状出血，无内痔脱出，便后出血可自行停止；Ⅱ度内痔大便时带血、滴血或喷射状出血，伴内痔脱出，便后可自行回纳；Ⅲ度内痔大便时带血、滴血，伴内痔脱出或久站、咳嗽、劳累、负重时内痔脱出，需用手回纳；Ⅳ度内痔时内痔脱出，不能回纳，可伴发绞窄、嵌顿。

12 内痔主要有哪些症状?

咨询: 我今年 56 岁，平时喜欢吃辣椒，最近一段时间总感觉肛门部坠胀疼痛，还常有黏液外溢，污染内裤，今天到医院就诊，经检查诊断为内痔，听说内痔的症状表现是多种多样的，请您给我讲一讲，内痔主要有哪些症状?

解答: 确实像您听说的那样，内痔的症状表现是多种多样的。内痔的主要症状是出血和脱出，其次还有肛门坠胀、疼痛、黏液外溢、继发性贫血等。

（1）出血：便血多为内痔的首发症状。初起为粪便带血或便纸带血，多伴有便秘，在软便时则无便血症状。随后出现便后滴血，随着痔核的增大，出血可能发生于痔核脱出的任何时间里，在此种条件下患者可出现自发性出血，并由此产生严重的贫血。

（2）脱出：总的来讲，内痔脱出出现较晚，痔核脱出是内痔发展到中、晚期的表现。开始为排便时痔核脱出于肛门外，并可以迅速自行还纳，随着痔核进一步增大则出现便后难以自行还纳，患者需用手托复位，甚至在打喷嚏、咳嗽、举重物或行走时亦脱出肛外。最后阶段是痔核脱出于肛门外难以手托回纳，痔黏膜暴露于肛门外，引发肿胀、疼痛甚至坏死、感染等。

（3）肛门坠胀：各期内痔均可出现不同程度的肛门坠胀。

初期、中期较轻，晚期较重，尤以劳累、久站后或午后为甚，引起肛门坠胀的原因可能在于肿大的痔核对直肠黏膜的刺激或痔黏膜表面有炎症。

（4）疼痛：单纯内痔并无疼痛，内痔嵌顿时可引起比较剧烈的疼痛，排便及放屁受阻，有的还会反射性地引起排尿困难。

（5）黏液外溢：中、晚期内痔因肛门括约肌松弛，常有直肠腔内分泌物自肛门流出，出现黏液外溢，污染内裤，同时因黏液刺激肛周皮肤可引发肛门部潮湿、瘙痒不适等。

（6）继发性贫血：内痔出血是导致继发性贫血的常见原因，容易被忽视，除局部症状外，患者可出现由贫血所导致的虚弱、眩晕、疲乏、耳鸣、心悸、面色㿠白等。

13 外痔分为几种类型？

咨询： 我今年55岁，平时喜欢饮酒，最近1周总感觉肛门部像似有东西一样疼痛不舒服，今天到医院就诊，经检查诊断为血栓性外痔，听说外痔可分为多种类型，请问外痔分为几种类型？

解答： 外痔是指发生在齿状线以下，由痔外静脉丛曲张，或肛缘皱襞皮肤发炎、肥大、结缔组织增生，或血管破裂、血液瘀滞而形成的肿块。外痔表面覆以皮肤，可以看见，不能送入肛内，不易出血，临床以坠胀、疼痛和有异物感为主要症状。根据外痔组织的病理特点，通常将其分为结缔组织性外痔、静脉曲张性外痔、炎性外痔和血栓性外痔四种类型。

（1）结缔组织性外痔：结缔组织性外痔因其形态而命名，又称赘皮痔、皮肤下垂物和赘皮外痔，这种外痔表现为肛门缘皮肤皱襞增厚肥大，有结缔组织增生，痔内无曲张静脉，血管甚少，底宽尖长，呈黄褐色或褐黑色，突出易见，大小形状不等，有时只有一个，在肛门后部或前部正中，有时数个围绕肛门一周。

（2）静脉曲张性外痔：静脉曲张性外痔是齿状线以下痔外静脉丛曲张，在肛门缘形成圆形、椭圆形或棱形柔软肿块，可在用力排便时增大，便后或按摩后缩小甚至消失。

（3）炎性外痔：炎性外痔是由肛门皱襞经粪便刺激，衣裤和手纸摩擦破损，或因肛裂引起肛门皱襞发炎、水肿所致，通常是原有的赘皮外痔或静脉曲张性外痔发生炎症的一种状态。

（4）血栓性外痔：血栓性外痔是外痔中最常见的一种类型，常因排便时用力过猛、剧烈活动或用力咳嗽等使肛门缘静脉破裂，血液外渗到结缔组织内成为血块，在肛门部皮下生成圆形或椭圆形肿块所致，其大小不等，位于肛管内或肛缘外。

14 混合痔主要有哪些症状？

咨询：我今年 46 岁，最近一段时间总感觉肛门部坠胀疼痛，大便时还时常带血，昨天到中医院就诊，经肛门直肠镜检查，诊断为混合痔，听医生说混合痔的症状表现是复杂多样的，请问混合痔主要有哪些症状？

解答：混合痔是由于痔内外静脉丛曲张、相互沟通吻合，导致括约肌间沟消失，使内痔部分和外痔部分连成一体而形成的痔，齿状线上、下均有痔核存在，具有内痔和外痔的共同特征和发病特点。

混合痔多由内痔和外痔由于失治、误治或疾病自然发展而来。在内痔、外痔、混合痔中，内痔最多见，混合痔次之，外痔相对较少，混合痔占内痔、外痔、混合痔患者数的 24.13%。混合痔兼有内痔和外痔的症状特点，或只有内痔或外痔症状，或一方较重，另一方不明显，或两者都较重，或两者都较轻。但一般都以内痔症状如便血、脱出等为多见。将混合痔的症状归纳起来，主要有便血或脱出、肿痛、瘙痒以及贫血等。

便血或脱出均为内痔的主要症状，一期、二期内痔以便血为主要症状，二期、三期则出现脱出。肿痛为血栓外痔和炎性外痔的主要症状，单纯内痔无疼痛表现。肛门瘙痒、流黏液为内痔和外痔均可存在的症状，内痔晚期反复脱出，使肛门括约肌松弛，肠腺、肛门腺分泌增多，则出现肛门部流黏液，黏液刺激肛门局部则出现肛门部瘙痒或湿疹。外痔使肛门外括约肌凹凸不平，局部不易清洁，出现瘙痒，甚至出现硬结和肛门疼痛。贫血则是因内痔出血过多所引起。

15 什么是母痔、子痔和前哨痔?

咨询：我今年49岁，平时喜欢吃辣椒，最近一段时间总感觉肛门部坠胀疼痛，今天到医院就诊，经检查诊断为痔疮，医生说我的情况属于痔疮中的母痔，听说还有子痔和前哨痔，请问**什么是母痔、子痔和前哨痔?**

解答：所谓“母痔”，是指发生于肛门右前、右后和左侧正中的内痔，因为肛门右前、右后、左侧正中是内痔主要的发病部位，绝大部分内痔均发生于这三个部位，所以将发生于这些部位的内痔称之为“母痔”。

所谓“子痔”，是指除“母痔”以外的痔核，即发生于除肛门右前、右后、左侧正中部位以外的痔核。为了描述方便，医学上将“母痔”的发生部位称为“母痔区”，将其余部位称为“子痔区”。一般来说，“母痔”较“子痔”大而常见，易出现出血和脱出的症状。

“前哨痔”属于结缔组织外痔，伴发于肛裂。由于肛裂不愈合，裂口下端皮肤因炎症刺激，浅部静脉和淋巴回流障碍，从而引起组织水肿和纤维变性，结果形成了皮赘，此时的皮赘因位于肛裂创面的外端，似乎是在肛裂创面站岗的哨兵一样，因而称之为“前哨痔”。肛裂常常发生于肛管前、后正中处（截石位的6点和12点处），因而“前哨痔”的发病也多见于此处。

由于分泌物沿裂口流出，在炎性刺激的作用下，多使此处形成的结缔组织外痔呈细长形。

16 怎样知道自己是否患了痔疮？

咨询： 我今年 51 岁，平时喜欢吃辣椒，患痔疮已有一段时间，肛门部坠胀疼痛，我知道痔疮是一种常见病、多发病，及早发现、及时治疗十分重要，请您给我讲一讲，怎样知道自己是否患了痔疮？

解答： 痔疮虽不是什么大病，但致使肛门部疼痛不适、便血等，给患者带来疼痛，严重影响人们的工作、学习和生活，及早发现并及时治疗痔疮显得十分重要。那么，怎样及早知道自己是否患了痔疮呢？要知道自己是否患了痔疮，一般应注意以下几个方面。

（1）肛门部的感觉：大便时肛门部疼痛，有可能是肛裂、炎性外痔、血栓外痔、肛缘水肿、肛窦炎等所致；如果肛门周围皮肤红肿疼痛不已，不能碰压，可能是肛门感染后出现了肛周脓肿，如果伴有脓性分泌物溢出，则可能是肛瘘形成；肛门部瘙痒往往是肛门皮肤病所致，如果伴有分泌物，则多是肛门湿疹，如果伴有傍晚后规律性的肛门口瘙痒，可能是蛲虫病。

（2）大便出血：如果只是大便后手纸有一点染血，且伴有肛门部疼痛，多半是肛裂；如果便后出血量较多，呈滴沥状，且血色鲜红，多为内痔；如果便后出血颜色晦暗，且每日大便次数增多，伴有体重下降，就应怀疑有直肠癌的可能；如果偶有便血，呈柏油样，大便次数没有明显改变，可能是胃或十二指肠出血。

（3）肛门外赘生物：一般成人肛门不平整，有一点软质皮赘，但如果肿物短时间内突然增大，并有压痛，就有可能是血栓性外痔或炎性外痔；如果便后有肿物外脱不能回纳肛门，就有可能是中、晚期内痔，脱肛，肛乳头瘤等病；如果肛外近期突然长出一些毛刺样异物，就要考虑尖锐湿疣等一类性病了。

有关专家呼吁，成年人通常每年应做 1 次例行的肛门直肠检查，以防患于未然。要让大家对肛肠疾病引起足够的重视，这是很有道理的。当人们出现上述症状或感觉时，一定要及时到医院就诊，以便确诊是否患了痔疮等，切不可掉以轻心，以免延误病情。

17 痔疮为什么会引起严重贫血？

咨询：我家邻居患痔疮已经有一段时间，同时伴有严重的贫血，我近段时间总感觉肛门部坠胀不舒服，经检查诊断为痔疮，也伴有贫血，听说痔疮常伴有贫血，有时甚至会引起严重的贫血，请问痔疮为什么会引起严重贫血？

解答：痔疮患者尤其是内痔患者，确实常常会伴有贫血，有时甚至会出现严重的贫血。原因主要是由于痔疮引发的出血，出血量大、出血时间长、出血频率高（经常或每天），超过了身体造血功能所能补充的血量。此外，伴有再生障碍性贫血、严重肝病、营养不良等疾病的痔疮患者，也常常伴有贫血，且容易发生严重的贫血。

缺铁性贫血在痔疮患者中最为多见。大便时反复、大量出血，会使体内丢失大量的铁，引起缺铁性贫血，这是因为在正常情况下铁的吸收和排泄保持着平衡状态，正常成年男子每日铁的丧失量不超过 2 毫克，而便血的患者，若每日失血量超过 6~8 毫升，则丢失铁 3 毫克以上。正常男性含铁总量为 50 毫克 / 千克体重，女性约为 35 毫克 / 千克体重，若长期便血，丢失大量的铁，使体内含铁总量低于正常，即引起缺铁性贫血。

因痔疮失血导致的缺铁性贫血一般发展缓慢，早期可没有症状或症状轻微，贫血较重或进展较快时，则会出现面色苍白，食欲减退，心悸怔忡，心率加快等，这时需要先行治疗痔疮以消除出现贫血的原因，才能慢慢调理、纠正贫血状况。

18 便血或肛门有“东西”脱出就是痔疮吗？

咨询： 我最近解大便时常带血，肛门像有“东西”脱出似的，经检查诊断为痔疮，我朋友老刘患有痔疮，不仅便血，肛门也像有“东西”脱出，似乎只要便血或肛门有“东西”脱出就是痔疮，请问**便血或肛门有“东西”脱出就是痔疮吗？**

解答：便血一定是患了痔疮吗？之所以会有这种疑问，是因为痔疮的发病率较高，便血又是内痔的主要症状之一，所以患者容易把便血归之于痔疮。其实，很多疾病都可以引起便血，便血不一定都是痔疮引起的，如内痔、肛裂、直肠息肉、直肠癌、溃疡性结肠炎、消化性溃疡等都可以引起便血。对大便出血不能简单地认为就是痔疮出血而不加以重视，一旦发现便血，要及早到医院诊治，明确诊断，排除其他疾病，尤其是恶性肿瘤。许多大肠癌的误诊和漏诊，就是因为把癌症的便血误认为是痔疮便血而忽视的缘故。

痔疮比如内痔，发展到中、晚期的主要症状之一就是脱出，但肛门有“东西”脱出并不全是内痔。在肛门疾病中，许多疾病都可以出现肛门脱出物，如肛门乳头瘤、直肠脱垂等。内痔脱出物与其他肛门疾病脱出物的不同在于内痔脱出物在齿状线以上，脱出物基底大，以齿状线为界上下分明，在肛门可见一个或几个脱出物，多不相连成片。内痔早期痔核较小，脱出后可自行回纳到肛门中，痔核较大、经常脱出时需卧床休息或用手托才能回纳入肛门中。而肛门乳头瘤基底部多细而长，瘤色灰白，附着于齿状线部位；直肠脱垂则表现为直肠黏膜下移，全部脱出肛门外，肛门环周有黏膜脱出，严重时直肠肌层随之脱出。由此可见，脱出物是内痔加重的表现之一，但并非有脱出物就是痔疮。

19 患痔疮后经常感到肛门部瘙痒是怎么回事?

咨询：我患内痔已有一段时间，让人苦恼的是经常感到肛门部瘙痒不舒服，我同学崔某，患有痔疮，他也有肛门部瘙痒不舒服的感觉，听说有相当一部分痔疮患者经常感到肛门部瘙痒，请问**患痔疮后经常感到肛门部瘙痒是怎么回事?**

解答：有相当一部分痔疮患者，特别是内痔加重到二期、三期时，内痔就会反复脱出，使肛门括约肌松弛，同时反复刺激使肛门的分泌物增多，从而肛门周围出现潮湿不洁，刺激皮肤出现瘙痒，严重时还可因为摩擦而引起疼痛。对此《疡科选粹》中说："痔疮绵延不愈……涓涓流水如甘则稀。"而《诸病源候论》云："脉痔候，肛边生疮，痒而复痛。"明确指出了痔疮形成肛门瘙痒的原因。

患痔疮后出现瘙痒的原因有很多，但从临床来看，内痔过大，经常脱出肛门外，使得肛门局部分泌物增加是主要原因。另外，从肠道排出的分泌物或者从肛腺分泌的分泌物刺激肛门局部皮肤，从而形成肛门湿疹，这种情况临床上也较常见。湿疹形成者，常可见肛门部皮肤有红色小丘疹，患者瘙痒难耐。

对于肛门部瘙痒的患者，首先要积极治疗原发病痔疮，待痔疮病情好转缓解后，瘙痒自会很快好转直至消失。同时要注意及时清洗肛门部，保持肛门部清洁干燥，并可配合温水或中药煎液坐浴等，以减轻或消除肛门部的瘙痒不适。

20 痔疮常用的辅助检查有哪些？

咨询：我最近总感觉肛门部坠胀疼痛，今天到医院就诊，经肛门镜检查医生说是痔疮，建议再查一查电子肠镜，既然确诊为痔疮，为什么还要再检查电子肠镜？我不太明白，请您给我讲一讲，痔疮常用的辅助检查有哪些？

解答：这里首先告诉您，医生让您再查一查电子肠镜，肯定是有其道理的。用于痔疮的辅助检查较多，最常用的有肛门视诊、直肠指检、肛门镜检查、乙状结肠镜检查、探针检查等。

（1）肛门视诊：肛门视诊是医生用肉眼观察肛门部的检查方法，检查时患者取侧卧位或截石位，医生用双手将患者臀部分开，首先检查肛门周围有无瘘管外口，有无内痔、外痔、混合痔、肛裂，有无红肿、潮湿、分泌物等异常情况，如有异常应观察清楚其位置、大小、形态、色泽以及是否出血等。

（2）直肠指检：直肠指检是一种对肛肠疾病简便易行且又十分重要的检查，检查时患者取侧卧位或截石位，并做深呼吸放松肛门，医生以戴有手套或指套的右手食指涂上润滑油，轻轻插入肛门，进行触诊检查，重点注意肛管直肠有无狭窄、肿物、溃疡和出血等。

（3）肛门镜检查：肛门镜检查又称为直肠镜检查，是医生将肛门镜插入肛门，用来观察肛门直肠内部情况的一种检查方法，这种方法能在灯光的照射下直观地观察肛门直肠内有无溃疡、息肉、肿块以及痔疮等情况。

（4）乙状结肠镜检查：乙状结肠镜检查是利用最长 30 厘米的硬质筒状器械经肛门插入肠腔，在直视下观察直肠及其上方的乙状结肠情况的一种检查方法，其检查意义与肛门镜检查基本相同，但检查可达更高的部位。

（5）探针检查：探针检查是肛瘘最重要的检查手段，通过探针自肛瘘外口徐徐插入，沿硬索方向轻轻探查，同时以左手食指插入肛内协助寻找内口，探针在肛管直肠内如能顺利通过的部位即为内口。以探针检查可以探知肛瘘管道的方向、有无分支、内口与肛管直肠环的关系等。

（6）其他检查：除上述检查外，还可根据痔疮患者的具体情况，选择进行电子肠镜检查、血常规检查、大便常规检查、心电图检查、B 超检查等。

21 直肠指检对肛门疾病的诊断有什么重要意义？

咨询：我最近总感觉肛门部坠胀疼痛，大便时还时常带血，今天到医院就诊，医生怀疑是痔疮之类的肛门疾病，建议先做直肠指检，说直肠指检对肛门疾病的诊断有重要意义，请问**直肠指检对肛门疾病的诊断有什么重要意义？**

解答：医生说的没错，直肠指检对肛门疾病的诊断确实有重要意义。直肠指检也叫直肠指诊检查、直肠指诊、肛门指诊，是用食指伸进患者的肛门，以检查疾病的一种简便易行的检查方法。直肠指检是一种临床较为常用、对肛肠疾病简便易行且又十分重要的检查方法。因为许多肛管直肠疾患仅凭直肠指检即可早期发现，比如约 80% 的直肠癌可在直肠指检时被发现，而在直肠癌延误诊断的病例中，约 85% 是由于未及时进行直肠指检所致，所以直肠指检十分重要。

直肠指检患者不需特殊准备，也没有什么痛苦，医生只需戴上消毒手套，食指和患者肛门外部涂上一些液体石蜡后便可进行。直肠指检检查时患者可以采取膝胸式、左侧卧式和仰卧式体位，并作深呼吸放松肛门，检查者右手戴上消毒的手套，食指和患者肛门外部都涂上一些液体石蜡，将食指逐渐插入肛门进行触摸检查。依次检查肛门括约肌的松紧程度和触摸肛管直肠环，触诊直肠时应由前壁、两侧至后壁，要尽量向后向上触摸，注意肛管直肠有无狭窄、肿物、溃疡和出血等，直肠指检有助于诊断直肠癌、直肠息肉、内痔、肛瘘、肛周脓肿等肛门疾病。

直肠癌指检时在肠壁上可摸到高低不平的硬块，其表面可有溃疡，常有肠腔狭窄，指套上往往染有脓血和黏液；直肠息肉在指检时可摸到质软而可推动的肿块，指套上常染有血迹；内痔在指检时一般是柔软的，不易摸到，但如有血栓形成则可摸到光滑的硬结；肛瘘在指检时可摸到索状物，有时在肛瘘内口可扪及小硬结；对骨盆直肠窝脓肿及直肠后间隙脓肿，指检时在直肠内可摸到压痛性肿块，其他间隙脓肿可用拇指、食指双指触诊检查，可以发现肛门前、后间隙脓肿及坐骨直肠间隙脓肿。

22 怎样做肛门镜检查?

咨询：我最近一段时间大便时常带血，肛门部还感觉像有“东西”似的不舒服，今天到医院就诊，医生建议做肛门镜检查，以明确是痔疮还是其他肛肠疾病，听说做肛门镜检查很痛苦，还真有点紧张，我想了解一下，怎样做肛门镜检查？

解答：肛门镜检查又称为直肠镜检查，是医生将肛门镜插入肛门，用来观察肛门直肠内部情况的一种检查方法，对于痔疮患者，通过肛门镜检查可以观察痔疮的部位、大小、形态，以及表面黏膜色泽，有无糜烂、出血等，同时可了解肛门直肠内有无溃疡、息肉、肿块以及痔疮等情况，是辨别诊断痔疮的基本方法。

做肛门镜检查时，患者要与医生密切配合，检查前患者要先排空大小便，检查时按医生的要求摆好体位，放松全身，使肛门括约肌松弛，不要夹紧两侧臀部。在肛门镜插入时最好大口呼气，随着肛门镜的插入，患者可能有便意感或轻度的疼痛不适，这时不要紧张，要配合医生做完检查，切不可将身体回缩或收缩腹部。

做肛门镜检查时，患者取侧卧位、膝胸位或截石位均可，在做肛门镜检查前应先做直肠指检，然后将肛门镜外套及塞芯装在一起，涂上润滑剂，嘱患者张口呼吸，右手持肛门镜，拇指顶住芯子，左手分开臀沟显示肛门，用肛门镜头部轻压肛门片刻使括约肌松弛，再缓慢推入。先朝脐孔方向，通过肛管后改向骶凹，将肛门镜全部推进后拔出塞芯。拔出塞芯后要调好灯光，注意芯子上有无血渍及血渍的性质，若直肠内有分泌物，可用镊子钳上棉花球擦净，然后再详细检查，由深至浅缓慢退出，边退边观察，注意黏膜颜色，有无溃疡、息肉、出血、肿瘤及异物等，在齿状线处注意有无内痔、肛瘘内口、肛乳头及肛隐窝有无炎症等。

23 如何做乙状结肠镜检查?

咨询： 我今年55岁，最近一段时间总感觉肛门部坠胀疼痛，还时常有黏液外溢，今天到医院就诊，医生怀疑是直肠、乙状结肠出现了问题，建议做乙状结肠镜检查，请问如何做乙状结肠镜检查?

解答： 乙状结肠镜检查是诊断直肠、乙状结肠疾病的重要方法之一，是将乙状结肠镜经肛门插入肠腔，在直视下观察直肠及其上方的乙状结肠情况的一种检查方法。大约70%的大肠癌都位于直肠和乙状结肠，因此乙状结肠镜检查对直肠和乙状结肠早期癌变的发现和确认有重要意义。

（1）主治：便血或黑便者；直肠内疑有肿块者；慢性腹泻、大便长期有脓血或黏液者；不明原因的大便习惯改变，如坠胀、便频或便秘等；大便形状改变或形态不规则者；下消化道造影疑有结肠病变者。

（2）禁忌证：肛门或直肠狭窄、肠内异物未取出者；肛门直肠和乙状结肠急性炎症期；肛裂发作期；急性腹膜炎者；精神病患者及不合作的儿童；高血压、心脏病、孕妇及体质极度衰弱者。

（3）检查方法：一般于检查前清洁灌肠，使之排空大便即可，对于个别精神紧张患者可于检查前 1 小时酌情给予镇静剂或解痉剂。

检查时患者取膝胸位，先用直肠指检，了解有无直肠狭窄，然后于镜筒及镜栓涂抹润滑剂并轻柔地插入肛门，开始时镜顶端指向脐部，当进入 5 厘米深度时，取出闭孔器，装上接目镜和充气球，缓缓充气，循腔进镜。直视下首先可见到直肠壶腹部，此时向骶尾部前进，当镜身全部进入后，缓缓向外退出，边退边观察，注意黏膜的色泽、充血水肿的程度以及有无出血、溃疡、脓性分泌物、息肉、肿瘤等，如有可疑病变肉眼尚不能定性者，可取活组织送病理检查。

（4）注意事项：在进行乙状结肠镜检查时，要注意看清肠腔后才能进镜，操作要轻柔，切忌盲目和暴力推进，以免造成穿孔。取活组织检查时咬取组织不能太大、太深，同时要避开血管，防止组织损伤过多引起出血等。

24 如何鉴别内痔、外痔和混合痔？

咨询： 我最近一段时间大便时常带血，肛门部还感觉像有“东西”似的不舒服，今天到医院就诊，医生怀疑是痔疮，建议做肛门镜检查，听说痔疮分为内痔、外痔和混合痔，还应注意鉴别，我要咨询的是<u>如何鉴别内痔、外痔和混合痔？</u>

解答： 痔疮确实有内痔、外痔、混合痔之分，其病史、病程及临床症状有诸多相似之处，有时容易混淆，但其治疗同中有异。注意内痔、外痔、混合痔之间的鉴别，做出正确的诊断，对选择恰当的治疗手段十分重要，那么如何鉴别内痔、外痔和混合痔呢？

肛管与直肠黏膜相结合处一个非常重要的解剖学结构，即齿状线，同时也是外科学的重要标志。齿状线距肛缘 2.5 厘米左右，位于内括约肌中部或稍低，男性齐前列腺尖端，女性与会阴体齐高，它是胚胎期原始直肠的内胚叶与原始肛门的外胚叶交界处。齿状线以上是直肠，肠腔内壁覆盖着黏膜，静脉为痔内静脉丛，流入门静脉系统，淋巴向上回流，汇入内脏肠系膜淋巴结和髂内淋巴结，属于自主神经系统支配，没有痛觉；齿状线以下是肛管，覆盖着皮肤，其静脉为直肠下静脉丛，回流血液由此注入髂内静脉，最后汇入到下腔静脉，淋巴汇入腹股沟淋巴结，支配的神经属于脊髓神经，痛觉敏感。由于这些不同，肛肠外科临床将此线作为诊断痔疮的一个标志，即齿状线以上的痔是内痔，齿状线以下的痔是外痔，而跨越齿状线上下同一方位的痔则为混合痔。

一般而言，内痔多以便血或便时肛内有肿物外脱为主要症状，外痔则多以肛门肿痛或异物感为突出表现，混合痔则可兼有内、外痔的症状。

25 内痔应注意与哪些疾病相鉴别？

咨询：我的爸爸最近大便时常带血，肛门部感觉像有“东西”，昨天到医院就诊，医生怀疑是内痔，说除了内痔外，直肠癌、直肠息肉等疾病也会出现上述症状，临床中应注意鉴别，请问内痔应注意与哪些疾病相鉴别？

解答：内痔是指发生在齿状线以上，由黏膜下的痔内静脉丛扩大曲张所形成的柔软静脉团。内痔以出血和脱出为主要症状，临床上根据病情轻重之不同分为三期。由于内痔在临床表现上有时与直肠癌、直肠息肉、肛乳头肥大、直肠脱垂等有诸多相似之处，容易混淆，所以应注意进行鉴别。

（1）直肠癌：直肠癌早期即有大便不规则、无规律，排便不净感明显等，继而可出现里急后重感，大便稀溏、内夹有脓血和黏液，便血紫暗或暗红，血液与大便混杂，有时出现肛门疼痛或剧痛。肛门指检可触及表面粗糙不平、呈菜花样的肿块，肿块与肠壁相连、质硬、活动度差，指套染血。在临床症状不典型的情况下，常规直肠指检是鉴别直肠癌的关键，若发现肿物，可做病理检查。

（2）直肠息肉：直肠息肉的便血症状与内痔相似，直肠指检可触及球状肿物，质地较硬而有蒂，活动度大，若系无蒂息肉，在直肠内可触及丛生颗粒，低位有蒂息肉触及，活动度大、排便时易脱出肛门外，可伴有便血症状。

（3）肛乳头肥大：肛乳头肥大患者常有肛门不适、疼痛或异物感等，肥大的肛乳头在排便时脱出肛外呈灰白色，圆形或三角形，有蒂，一般为头大蒂细，直肠指检时可触及质硬之肿块。

（4）直肠脱垂：直肠脱垂多表现为手纸染血，肛门局部检查可见肛门口松弛，脱出物长圆而大，有环状沟纹，多呈柱锥状，表面附有黏液。

26 什么是“锁肛痔”？

咨询：我今年 39 岁，最近一段时间总感觉肛门部坠胀、疼痛、不舒服，大便时还时常带血，今天到医院就诊，经检查诊断为痔疮，在就诊时无意中听说还有什么“锁肛痔”，想了解一下。请问**什么是“锁肛痔”**？

解答：“锁肛痔”是古典医籍《外科大成》中的一个病名。原文描述为：“锁肛痔，肛门内外如竹节锁紧，形如海蜇，里急后重，便粪细而带扁，时流臭水，此无治法。”所谓“锁肛痔”，实质即西医学之直肠下段的肿瘤，肿瘤突出于肠腔，将肠腔占满而使其排便障碍。按西医学来说，是晚期的直肠下段或肛管肿瘤，按中医辨证病情以寒性为多。尽早发现并及时正确治疗“锁肛痔”，对其预后十分重要。

我们知道，仅从痔疮的发病机制及其发展转归情况来看，痔疮极少可能转变为癌症，但是由此而提出痔疮大便出血不会成为癌症，就此而自作主张放弃寻医问药则是万万不可取的。现代人的工作压力越来越大，生活节奏日益加快，尤其是年轻人，为了事业，为了爱情与家庭，忘我工作，很难保证正常的起居。痔疮的发病与生活方式有着相当重要的关联，痔疮便血在一些饮食起居不规律、大便秘结的年轻人中十分常见。大凡年轻人出现肛门部疼痛不适甚至出血者，常常首先想到的是痔疮，不愿意到医院去看，自己服用些药物了事，尤其是一些女性更是羞于因痔疮及大便出血到医院诊治。

直肠癌是临床最常见的恶性肿瘤之一，近年来发病率有逐年升高之趋势，而且发病年龄趋于年轻化，必须引起高度警惕。直肠癌并非中老年人的专利，年轻人也有患直肠癌的可能性，而直肠癌的临床症状有时与痔疮有诸多相似之处，容易混淆，所以年轻的痔疮患者应重视，直肠癌的发生是有其道理的。年轻人出现肛门部疼痛不适甚至出血者，不能只考虑是痔疮，还要排查患直肠癌的可能，应及时到医院诊治，以免延误病情。

27 治疗痔疮常用的方法有哪些?

咨询：我最近总感觉肛门部坠胀疼痛，今天到医院就诊，经检查诊断为痔疮，医生建议手术治疗，听说治疗痔疮的方法有很多，不仅可以手术，还可以内服、外用药物等，想进一步了解一下。请问**治疗痔疮常用的方法有哪些?**

解答：治疗痔疮的方法确实有很多，除手术外，治疗痔疮常用的方法主要有内治法、熏洗法、灌肠法、涂敷法、栓剂法、针灸法、理疗法等。

（1）内治法：内治法即内服药物治疗，包括内服中药、西药。中医药治疗痔疮较西药有明显的优势，中医强调整体观念和辨证论治，可根据痔疮患者病情的不同辨证选用中药汤剂、中成药内服，也可选用单方和验方进行治疗。

（2）熏洗法：熏洗法也称坐浴法，它使热力和药物的作用直达病所，从而发挥治疗作用，其疗效较内服药要好，通过热和药物的作用，促进患处血液循环，使气血流畅而消肿止痛，缓解患者的自觉症状。

（3）灌肠法：灌肠法即应用中药保留灌肠，它既可通过肠壁吸收药物的有效成分进入血液循环以发挥作用，也可以通过直肠直接作用于病变局部而发挥治疗作用，中药保留灌肠治疗痔疮有肯定的疗效，较口服药物有明显的优势。

（4）涂敷法：涂敷法是指将药物直接涂敷于患处的治疗方法，此方法药物直接作用于病变部位，其疗效较好，适合外痔以及内痔之痔核脱出、肿痛不适之患者。

（5）栓剂法：栓剂经肛门局部使用，由于是直肠局部给药，直接作用于患处，其疗效较口服药更好，同时也避免了口服药对胃黏膜的刺激，临床中用于治疗痔疮的栓剂较多，比如麝香消痔栓、消痔痛栓等，可根据病情的需要灵活选用。

（6）针灸法：针灸疗法是中医学的重要组成部分，它是通过针刺与艾灸调整脏腑经络气血的功能，从而达到防治疾病的目的。针灸治疗痔疮有独特的疗效，临床中可根据病情选择应用。

（7）理疗法：所谓理疗，是指利用声、光、电、磁、温度、水等各种物理因素，对人体组织器官和致病因素发挥作用，从而调节机体的各种功能，达到治疗调养疾病和促进健康目的的治病防病手段。在痔疮的治疗调养方法中，理疗也占有一席之地，理疗法包括激光、远红外线、微波等治疗手段，痔疮患者可在医生的指导下灵活选用。

28 怎样预防痔疮？

咨询：我爱人平时喜欢吃辣椒，前段时间患痔疮，不仅大便时常带血，还总感觉肛门部有“东西”，通过手术治疗才康复。我也担心会患上痔疮，准备采取一些预防措施，但还不清楚怎样预防。请问**怎样预防痔疮？**

解答：痔疮是一种常见病、多发病，无论男女老幼都有发病之虞。痔疮虽不是什么大病，但致使肛门部疼痛不适、便血等，给患者带来疼痛，严重影响着患者的工作、学习和生活。采取行之有效的措施以预防、减少痔疮的发生有着十分重要的现实意义。预防痔疮应从日常生活起居做起，从以下几个方面入手。

（1）保持规律化的生活起居，保持健康的心态和良好的情绪，积极参加体育锻炼，如打太极拳、做广播体操、练习祛病延年二十式、散步、慢跑等，做到劳逸结合，增强机体抗病能力。经常久坐久站的人每天应适当变换工作体位，久坐后散散步，久站的人适当坐坐，并鼓励每次便后做做提肛锻炼。

（2）重视饮食调养，纠正不良的饮食习惯，饮食做到粗细搭配、荤素搭配，避免食物过于精细，少食辛辣肥腻之食物，少饮酒或戒除饮酒，适当多吃一些蔬菜、水果以及红薯、玉米等含膳食纤维较多的食品，以保持大便通畅，预防便秘。养成每天定时排大便的习惯，通常宜早晨起床或早饭后定时排大便，避免蹲厕时看书报、听广播，防止久蹲厕所。

（3）保持肛门周围清洁，每日用温水洗浴肛门部，平时勤换内裤。女性要注意经期卫生和孕产期卫生保健。积极治疗肝硬化、长期咳嗽、慢性腹泻以及便秘等与痔疮有关的疾病。一旦罹患痔疮，应及时进行正确的治疗调养，以促使尽快痊愈，防止病情演变和出现并发症，已经治愈的痔疮患者应注意防止复发。

29 痔疮的认识误区主要有哪些?

咨询: 我今年52岁，最近总感觉肛门部疼痛不舒服，经检查诊断为痔疮，我知道痔疮是一种常见病、多发病，也清楚防治痔疮的重要性。听说人们对痔疮的认识有一些是不恰当的，可以说是误区。请问痔疮的认识误区主要有哪些?

解答: 正像您听说的那样，确实有不少人对痔疮有一些误解，在认识上存在着误区，而影响了正确的预防、治疗和调养。下面是常见的几种误区，生活中应注意纠正。

（1）男性更容易患痔疮：在到医院就诊的痔疮患者中，男性患者比女性患者明显要多，所以人们有一种错觉，似乎男性更容易患痔疮，其实事实上并非如此。女性痔疮的患病率要明显高于男性，只不过有相当一部分女性痔疮患者由于怕羞等原因，不好意思治、不愿意去治，想用“忍”来解决问题罢了，其实“忍”下去只能会使病情越来越重。

（2）一次注射永不复发：“一次注射永不复发”常见于治疗痔疮的广告词中，说的是采用注射硬化剂的方法治疗内痔，永远不会再复发，其实这是一种不负责任的诱导、欺骗。病情较轻的内痔采用注射硬化剂的方法治疗确能止血、改善自觉症状，但过一段时间很容易复发，同时对于病情较重的内痔，比如有明显脱出者，注射硬化剂治疗并不合适。

（3）十人九痔无须去治：人们常说“十人九痔”，痔疮是临床常见病、多发病。痔疮患者在没有明显症状时可以不治疗，但并不是说所有的痔疮患者都不需要治疗，十人九痔无须去治这种观点是十分错误的。对于有出血、脱出、疼痛等症状的痔疮患者来说，应采取积极有效的措施进行治疗，拖延不治只能加重患者的病情，给身体造成更大的危害。

（4）痔疮多数会发生癌变：我们时常可以听到：“某某以前患有痔疮没有太在意，现在变成癌了。”“某某大便时常带血，自认为是痔疮，到医院检查确诊是直肠癌。”痔疮多数会发生癌变的说法带有普遍性，这种说法使一些痔疮患者忧心忡忡，其实医学界至今尚未证实痔疮有癌变的可能。不过直肠癌的早期症状与痔疮有诸多相似之处，应注意鉴别。

（5）治疗痔疮首选手术：治疗痔疮的方法多种多样，并不一定都要手术，手术是最后的选项。治疗痔疮的目的在于减轻、消除症状上，而不是痔核本身，解除患者的症状较改变痔核的大小更有意义。通常应先采取改变饮食结构、多饮水、保持大便通畅等措施，在此基础上根据病情需要选用药物、熏洗、灌肠等方法，如无效时再考虑手术治疗。

30 为什么说肛窦是肛门疾病的“发源地”？

咨询：我最近几天总感觉肛门部不适、疼痛，今天到医院就诊，经检查诊断为肛窦炎，医生说肛窦与肛管炎、肛周脓肿、肛瘘等肛门疾病有密切的关系，称得上肛门疾病的“发源地”，请您告诉我为什么说肛窦是肛门疾病的“发源地”？

解答：各直肠柱下端之间借半月形的黏膜皱襞相连，这些半月形的黏膜皱襞称为肛瓣，有 6~12 个。肛瓣是比较厚的角化上皮，当大便干燥时肛瓣可受粪便硬块的损伤而撕裂。直肠柱与肛瓣围成的小隐窝称之为肛窦，又称肛隐窝，也就是说肛窦是直肠下端和肛门上端连接处的一圈小窝窝。此窦开口向上，窦底有肛门腺的开口，深度一般为 0.3~0.5 厘米，窦内储存有黏液，有润滑排便作用。肛窦在肛管上呈漏斗状，开口向上，故而易受粪便污染和损伤，继而引发感染，引起肛窦炎。可以说肛窦炎是继发肛门疾病的祸根，肛窦是肛门疾病的“发源地”。

一般情况下，肛窦呈闭合状态，粪便不易进入，但腹泻时，稀便容易进入肛窦贮存，常可导致肛窦发炎，如受到干硬粪块的挤压、损伤，也可引起肛门感染。有统计表明，85% 的肛门直肠疾病是从肛窦部发起的，如肛乳头肥大、肛裂、肛管炎、肛周脓肿、肛瘘、肛门瘙痒等，90% 左右的肛瘘内口在肛窦处，所以说肛窦是肛门疾病的“发源地”是有一定道理的。预防肛门疾病的重点在于预防肛窦疾病，而预防肛窦疾病的方法主要是保持大便通畅及肛门部的清洁，及时治疗肠道炎症，防止久泻及便秘发生。如若肛门部不适、疼痛，或有异物感时，应及时到医院检查治疗。

31 肛周脓肿有哪些表现？

咨询： 我今年40岁，最近几天总感觉肛门周围胀痛不舒服，今天到中医院就诊，经检查诊断为肛周脓肿，我知道肛周脓肿这个病，至于肛周脓肿有哪些临床表现就不太清楚了。请问肛周脓肿有哪些表现？

解答： 发生于肛门直肠周围的脓肿称为肛门直肠周围脓肿，简称肛周脓肿，中医称之为肛痈，是因肛门腺感染、化脓蔓延到肛管直肠周围组织形成的脓肿。

肛周脓肿是肛肠科四大主要病种之一，多见于20~40岁的青壮年，以肛门周围肿胀、疼痛，伴有不同程度的全身症状为特征，对此病应当给予充分的重视。

（1）肛周脓肿的特点：肛周脓肿不同于一般外科感染性脓肿，如体表的疖肿、蜂窝织炎等，与一般体表脓肿相比肛周脓肿有以下三个特点：一是感染多来自肛管、直肠内，即由肠道细菌引起者较多；二是经简单的药物治疗和切开排脓，绝大多数不能根治，也就是说经简单的药物治疗和切开排脓后，有相当一部分会形成肛瘘；三是本病发展较快，症状明显，痛苦程度较重。

（2）肛周脓肿的临床表现：肛周脓肿因其发生的原因和部位不同，症状也有差异。

骨盆直肠窝脓肿：本病初起时可有恶寒发热等全身症状，局部症状有会阴部沉重下坠及里急后重感，排便时加重，下腹部压痛，大便困难。

直肠后脓肿：早期症状是大便不适，初期有恶寒发热，肛门会阴部下坠及钝性痛，病变继续发展则全身症状加重，但较骨盆直肠窝脓肿为轻。

黏膜下脓肿：初期常有直肠部沉重或胀满感，当脓肿发展扩大时，才有钝性酸痛或跳痛，大便时症状加重，甚至出现肛门里急后重、大小便困难等症状。

坐骨直肠窝脓肿：常有高热寒战，伴头痛、乏力、小便困难等全身症状，继而臀部出现钝痛，脓肿形成后为跳痛，便后加重，坐卧不宁，行走困难。

肛周皮下脓肿：早期症状轻微，具有肛门部不适或沉重感，继则肛缘有一突起包块，出现剧痛，有时伴有全身症状，如果脓肿位于前方可出现排尿困难。

结核性肛周脓肿：是一种特殊的肛门部感染，其通常临床表现为发病较缓慢，脓肿需数周或数月才能形成，局部疼痛不剧烈，伴有低热、午后潮热，破溃后流出的脓液呈清稀乳白色，脓口凹陷，常有多个流脓的外口，经久不愈。全身检查可找到结核病灶，脓液培养可发现结核杆菌。

32 哪些因素可导致肛周脓肿？

咨询：我今年37岁，平时喜欢吃辣椒，最近几天肛门周围起了个包块、胀痛不舒服，今天到医院就诊，经检查诊断为肛周脓肿，听说导致肛周脓肿的因素有很多。请您给我讲一讲，**哪些因素可导致肛周脓肿？**

解答：肛门部的疖肿往往都是肛管部发炎后，出现弥漫性感染扩散导致的。因为肛门部的组织结构特殊，肛周的间隙较多，有肛门后间隙、直肠后间隙、坐骨直肠间隙、骨盆直肠间隙等，这些部位都是细菌着落、繁殖的场所，再加上肛门部的脂肪组织丰厚，组织疏松，也给细菌侵袭提供了很好的条件，所以我们不能轻视肛门周围的疖肿，不能把肛门部疖肿看作是小事，而应引起足够的重视，一旦发现肛门部疖肿生成，应及早到医院诊治，以免延误病情。

肛门周围的疖肿进一步发展可引发肛周脓肿，其实肛门周围的疖肿并不是导致肛周脓肿的唯一原因，引起肛周脓肿的因素有很多。把导致肛周脓肿的因素归纳起来，主要有以下几个方面。

（1）感染因素：最常见的是肛腺感染，也可为直肠内异物损伤或外部戳伤，或粪块细菌污染等因素造成的肛管直肠的损伤感染。另外还有肛周皮源性感染及骶尾骨结核或骨髓炎的骨源性感染等。

（2）免疫因素：婴幼儿肛周脓肿的发病多与肛管局部免疫功能不全有关。由于婴幼儿肛门直肠黏膜的局部免疫功能未成熟，肛隐窝容易感染。待小儿出生 14 个月，其免疫功能提高后，则肛门脓肿的发病率会明显减少。

（3）医源性因素：检查或治疗肛肠疾病时，操作不当可引起感染，促发肛周脓肿。

（4）其他疾病：某些全身性疾病，如糖尿病、白血病、再生障碍性贫血等，由于严重的营养不良，全身虚弱，抗感染能力低下，也可并发肛周脓肿。

33 治疗肛周脓肿常用的方法有哪些？

咨询：我最近几天总感觉肛门周围胀痛不舒服，经检查诊断为肛周脓肿，医生建议手术治疗。我朋友老冯前段时间患肛周脓肿，是通过局部外用药物治好的，听说治疗肛周脓肿的方法有多种。请问**治疗肛周脓肿常用的方法有哪些？**

解答：肛周脓肿的治疗分为保守治疗和手术治疗两大类，在肛周脓肿早期，可采取保守治疗的方法，应用西药抗生素及具有清热解毒、利湿活血、消肿散结止痛类功效的中药汤剂，同时可外敷清热解毒、消痈散结的中药膏剂，并可配合中药局部熏洗等，这样可使炎症得到控制，肛门肿痛逐渐消失。应当注意的是，肛周脓肿一旦形成应尽早手术治疗，千万不可一味地保守治疗而延误了病情，因为肛门周围均是环形肌束围成的肛门周围间隙，而且皮肤较坚韧，脓液易沿肌间隙向深部及左右两侧扩散，使病情复杂化。除手术治疗外，常用的治疗肛周脓肿的方法主要有内治法、涂敷法、熏洗法等。

（1）内治法：内治法包括静脉滴注用药和口服用药，静脉滴注或口服西药抗生素是控制肛周脓肿的重要手段，根据病情的需要应用中药汤剂、中成药或单验方内服也是肛周脓肿早期最常用的治疗方法，这对控制病情、促使炎症消散有较好的作用。

（2）涂敷法：涂敷法是指将药物直接涂敷于患处的治疗方法，此方法药物的作用可直接作用于肛门局部，以发挥清热解毒、消肿散结止痛、促使脓肿局限或消散的作用，其疗效较内服药物明显要好。此法适用于肛周脓肿初起的患者，可根据病情的需要选用外用中成药金黄膏、玉露膏、冲和膏等，也可随病情配制相对应的涂敷药物外用。

（3）熏洗法：熏洗法是通过煎取中药药液熏洗患处，使药物的作用直达病灶以发挥治疗作用的一种中医传统外治方法，其疗效较内服药要好。中药熏洗适用于各期脓肿，具有清热解毒、活血消肿、散结止痛等功效，常用的方剂有黄连解毒汤、仙方活命饮、五味消毒饮等。

34 怎样预防肛周脓肿？

咨询： 我在社区卫生服务中心工作，最近一段时间接诊的肛周脓肿患者较多，有一些患者想了解肛周脓肿的防治知识，我准备举办一次有关肛周脓肿防治知识的讲座，以便把这些知识讲解给大家。麻烦您给我介绍一下，怎样预防肛周脓肿？

解答： 您的想法不错，让广大群众了解一些肛周脓肿的防治知识很有必要。肛周脓肿是因肛门腺感染、化脓蔓延到肛管直肠周围组织形成的脓肿。本病发展快，肛门周围肿胀、疼痛等症状明显，若失治或误治，容易出现败血症、形成肛瘘等，因此应采取积极有效的措施进行预防。预防肛周脓肿，应从以下几个方面入手。

（1）注意饮食调养，饮食以清淡易于消化、富有营养为原则，不吃或少吃肥腻及辣椒、生姜等辛辣刺激性食物，戒除饮酒，适当多吃蔬菜、水果。

（2）积极参加体育锻炼，做到劳逸结合，防止过度疲劳，增强机体抗病能力。注意肛门部卫生，勤换内裤，坚持每日用温水坐浴，便后清洗肛门。

（3）积极预防治疗便秘、腹泻及其他肠道炎症性疾病，以免引发肛门部感染而形成肛周脓肿。及时治疗易引发肛周脓肿的肛乳头炎、肛隐窝炎等。

（4）肛门如有疼痛、灼热不适等症状时，及时到医院诊治。积极治疗肠结核、溃疡性结肠炎、糖尿病、直肠炎等易于引发肛周脓肿的全身性疾病。

（5）避免坐卧潮湿之地，以免湿热之邪侵袭引发感染。一旦发生肛周脓肿，应采取恰当的措施及早进行治疗，做到既病防变，防止其蔓延、扩散。

35 什么是肛瘘？肛周脓肿为何容易变成肛瘘？

咨询：我1个月前因肛周脓肿在医院就诊，经治疗脓肿溃破、消失了，可肛门部又出现了反复的流脓、瘙痒，今天再到医院就诊，经检查医生说是得了肛瘘，听说肛周脓肿就容易变成肛瘘，请问什么是肛瘘？肛周脓肿为何容易变成肛瘘？

解答：肛瘘又称肛门直肠瘘、肛管直肠瘘、瘘疮、肛漏，是指直肠、肛管与周围皮肤相通的异常管道，多为肛门腺体感染化脓后所遗留的腔道，其特征是肛门直肠周围有一条或多条管道，向内与肛管、直肠相通，向外多与肛周皮肤相通，直肠内的疮口称为内口，肛门外的疮口称外口，内口与外口之间相通的管道称之为瘘管。肛瘘以反复的肿痛、流脓、经久不愈等为主要症状，是一种常见的肛门直肠疾病，任何年龄均可发生，但以青壮年尤为多见，男性多于女性。

肛周脓肿亦即肛门周围脓肿，是指发生于肛门直肠周围的脓肿，是肛肠科的四大主要病种之一，其症状特点是肛门部肿胀疼痛、溃破后流脓、发热、大便甚至小便困难。那么肛周脓肿为何容易变成肛瘘呢？其实肛周脓肿与肛瘘分别属于肛门周围间隙化脓性感染的两个病理阶段，急性期称作肛周脓肿，慢性期即为肛瘘，肛瘘是肛周脓肿发展的一种结局，二者的病因、病理是一致的。

当肛周脓肿成脓后，经肛门周围的皮肤或肛管直肠黏膜溃破或切开排脓，充分引流后，脓腔随之逐渐缩小，脓腔壁结缔组织增生，使脓腔缩窄，形成直的或者弯的管道，即成肛瘘。瘘管外口常时愈时溃，反复发作，主要是因为原发的感染灶和内口继续存在，肛腺的感染依然存在，肠内容物也可以从内口继续进入，由于肠腔内的粪便、肠液和气体继续进入瘘管，致使长期慢性炎症及反复感染，使管壁结缔组织增生变厚，形成纤维化管壁而难以愈合，且管道常弯曲狭窄，导致引流不畅。瘘管穿过肛门括约肌，局部炎症刺激等因素还可造成肛门括约肌痉挛，妨碍管腔中脓液的引流，外口窄小，时闭时溃。脓腔引流不畅，脓液蓄积还可导致脓肿再发，并穿破皮肤形成新的支道。

36 肛瘘的主要症状有哪些？

咨询：我今年 42 岁，平时喜欢吃辣椒，最近一段时间肛门部时常流脓水，还有瘙痒不舒服的感觉，今天到医院就诊，经检查诊断为肛瘘，听说肛瘘的症状表现是复杂多样的，请问**肛瘘的主要症状有哪些**？

解答：正像您听说的那样，肛瘘的症状表现确实是复杂多样的。就临床来看，肛瘘的主要症状有局部的流脓、疼痛、瘙痒、索状硬结以及全身症状。

（1）流脓：流脓为肛瘘的最主要症状，流脓量的多少与瘘管长短、分支及炎症等情况有关。新形成或急性炎症期流脓多、味臭、色黄而脓厚。由于瘘管弯曲或分支引流不畅，常合并积脓；慢性炎症期流脓较少，时有时无，脓液血色稀淡如米汤水。若脓液突然增多，局部肿胀，体温升高，表示有新瘘管生成。

（2）疼痛：肛瘘管道在通畅无堵塞的情况下一般不感觉疼痛，只觉肛门部坠胀不适，如外口封闭、脓液不能流出时，则感觉疼痛，脓液流出后即缓解。管腔有新的感染，即将出现继发脓肿或支道脓腔时，疼痛剧烈。内盲瘘脓液不能外流时，肛门内有坠胀疼痛和烧灼感。

（3）瘙痒：由于脓性分泌物的刺激，肛瘘可有肛门及其周围潮湿刺痒。长期反复刺激则能引起湿疹及皮炎，此时肛门有灼热、湿黏、奇痒，严重时可引起丘疹或皮肤脱屑。

（4）索状硬结：肛瘘患者在肛缘常有索状硬结出现，主要是由于长期慢性炎症及反复感染，使管壁结缔组织增生变厚所致。当肛瘘之感染加重时，若腐烂组织不能顺畅引出，原来肛门周围的索状硬结就会增大，按压疼痛剧烈。

（5）全身症状：肛瘘患者一般无全身症状，急性或发作期可出现局部疼痛、发热等。复杂性肛瘘反复发作、长期流脓血者，可出现形体消瘦、精神不振等虚弱性症状。若是结核性肛瘘患者，常伴有其他部位的活动病灶，可出现午后低热、两颊潮红、咳嗽等结核病的症状。

37 诊断肛瘘通常要做哪些检查？

咨询： 我最近右侧肛门部时常起包、流脓水，疼痛、瘙痒不舒服，今天到医院就诊，医生触摸后说是肛瘘，建议进一步用探针和美蓝染色检查，既然已确诊为肛瘘，为什么还要进一步检查？请问**诊断肛瘘通常要做哪些检查？**

解答： 肛瘘是一种常见的肛门直肠疾病，以反复的肿痛、流脓、经久不愈等为主要症状，但单靠临床症状并不能确立肛瘘之诊断，诊断肛瘘需借助视诊、触诊以及探针检查、美蓝染色检查，必要时还需进行全身检查。

（1）视诊：视诊主要是观察外口的位置、数量以及脓液情况。首先查看分泌物，包括脓液的多少，稠厚或稀薄；颜色的深浅、黄、淡或其他颜色；脓液有无臭味，脓液之出路是否通畅，辨别这些，对肛瘘的轻重、诊断和鉴别诊断有重要意义。其次观察外口多少和部位，一个外口，距肛门边缘不超过 2 厘米者，说明是单纯性肛瘘；外口较多，距肛门亦远，表明肛瘘复杂。外口在肛门左后或右后，其内口可能在肛管后正中；外口在肛门左、或右或前部者，距离肛门缘在 3 厘米以上，特别是超过 5 厘米以上者，多为瘘管较深，可能通过直肠后间隙或骨盆直肠窝，即高位肛瘘，内口常在肛门后正中或附近的肛隐窝处。

（2）触诊：触诊是触摸肛瘘的管道深浅、走向和确定内口的位置。将食指沿外口向肛缘方向可触及明显条索状管道，说明瘘管较浅，重压才能感到条索状物或不明显的，表明管道较深。如触之条索状物弯曲为弯曲瘘；条索状物从外口直达肛缘为直瘘。了解清楚管道的深浅和走向后，再将食指循其走向伸入肛内触摸内口，只要在齿状线处触到硬结或凹陷，即应疑为内口。初步确定了内口后，即将食指在内口周围和直肠方向触摸，如发现硬块和索条，应考虑肛内存在空腔和支道。肛内触摸还应检查肛门括约肌之收缩功能和肛门直肠环是否纤维化。触诊在肛瘘的检查中占有重要地位，如内口位置、肛内有无支道、空腔，它都可以帮助确诊。

（3）探针检查：探针检查是继触诊之后进一步明确肛瘘管道之深浅、走向和内口所在。检查时将探针从外口向肛缘方向深入，探针角度小则管道浅，探针角度大则管道必深。欲知管道是否弯曲，探针从外口探入，顺其自然探查，探针向后者管道向后弯曲，向前者管道向前弯曲，如遇管道小的弯曲，探针不能顺利探入时，检查者以另一手在瘘管之上侧牵拉肌肉，目的是将弯曲之处拉直，以利探针通过，或将探针拧成与瘘管相似之弯度，再以另一手牵引，往往能顺利探入黏膜下。使用探针检查者，需用另一食指伸入肛内引导，手技必须轻缓，避免强探强戳，以防造成假道。探针是检查和治疗肛瘘的重要工具，检查时应准备粗细不同、长短不一、软硬不等的探针，以适应不同类型的肛瘘。

（4）美蓝染色检查：美蓝染色检查可明确管道走行、管腔范围、内口位置。检查时先用纱布填入肛内，再加压往瘘管内注入美蓝，可用此法明确瘘管内口，纱布上染蓝之处，即是内口的位置，手术中可用此法，不仅能明确内口，还可防止遗留腔道，达到一次治愈的目的。

（5）全身检查：肛瘘虽然病变在局部，但绝不能忽视全身检查，如有活动性肺结核患者发生肛瘘，往往是结核性肛瘘，术后创口愈合较慢等。非特异性溃疡性结肠炎常可以并发脓肿，破溃后形成肛瘘。对内口不清者一定注意骶前有无病变，特别提到的是对复杂性肛瘘更应注意全身检查，必要时可以做细菌培养和抗生素的敏感试验，注意血沉及肛门括约肌功能测定，对某些可疑病例，还应做活组织病理检查，以确定肛瘘的性质，并要特别观察有无癌变。

38 治疗肛瘘常用的方法有哪些?

咨询: 我今年39岁，最近左侧肛门部时常起包、流脓水，经检查诊断为肛瘘，医生建议手术治疗，听说治疗肛瘘的方法有很多，除手术外，还有脱管法、挂线法等，请问治疗肛瘘常用的方法有哪些?

解答: 原则上说，根治肛瘘必须通过手术治疗，保守治疗一般不能根治。保守治疗主要是控制感染，减轻症状，控制发展，即使一时治愈但很容易复发。准确地找到内口并彻底清除是治疗肛瘘的关键所在。西医治疗肛瘘主要采取手术治疗的方法，中医治疗肛瘘有其显著的特色，其方法灵活多样。除手术治疗外，常用的治疗肛瘘的方法主要有内治法、脱管法、挂线法、熏洗法等。

（1）内治法：内治法即内服中西药物治疗。采用内服中药治疗肛瘘应以整体观念和辨证论治为准则，根据肛瘘患者病情的不同辨证选用中药汤剂、中成药内服，也可选用单方和验方进行治疗。

（2）脱管法：脱管法是中医学传统的治疗肛瘘的方法之一，早在宋代《太平圣惠方》中即有将砒霜溶于黄蜡，捻为条，纳痔疮窍之记载，明代的《医学入门》《外科正宗》等书中均有介绍。脱管法治疗肛瘘，一种是看疮大小深浅将药做成棒状或条状，插入窍内；另一种是将药放在纸中，插入瘘管，蚀去恶肉，用生肌散等收口。

（3）挂线法：挂线法也是中医治疗肛瘘的特色之一，早在明代我国就已采用挂线疗法治疗肛瘘。如《古今医统》中记载："药线日下，肠肌随长，僻处即补，水逐线流，未穿疮孔，鹅管内消"。阐述了挂线疗法的功效和机制，为后世医家使用这一方法奠定了基础。挂线法利用挂线逐渐收缩的机械作用，使挂线内的组织因缺血逐渐坏死，瘘管慢慢被剖开，使引流通畅，从而防止急性感染的发生。时至今日，挂线法仍是治疗肛瘘的较好方法。

（4）熏洗法：熏洗法也称坐浴法，它使热力和药物的作用直达病灶以发挥治疗作用。熏洗法可广泛用于治疗各期肛瘘，应用该法的目的在于清洁局部，缓解痉挛，消肿、散结、敛口。

39 怎样预防肛瘘？

咨询：我朋友孙某，去年曾患肛瘘，肛门部反复起疱、流脓，持续了很长一段时间，后来经过手术治疗才逐渐康复。我现在虽然没什么不舒服，也担心会患上肛瘘，准备采取一些预防措施，但不清楚怎样预防。请问怎样预防肛瘘？

解答：肛瘘给患者带来肉体和精神上的痛苦，采取行之有效的措施预防肛瘘的发生有着十分重要的意义。要预防肛瘘的发生，通常应注意以下几个方面。

（1）积极防治便秘和腹泻对预防肛周脓肿和肛瘘形成有重要意义。便秘和腹泻可使粪便堵塞肛隐窝，引起隐窝炎，是形成肛周脓肿的根源，同时燥粪还可擦伤肛隐窝，引起感染，最终导致肛周脓肿，继而引发肛瘘。

（2）保持规律化的生活起居，养成良好的饮食习惯，少食辛辣刺激性食物，适当多吃一些蔬菜、水果以及红薯、玉米等含纤维素较多的食品，少饮酒或戒除饮酒，以保持大便通畅。每天定时排大便，防止久蹲厕所。

（3）保持肛门周围清洁，经常洗澡，勤换内裤，最好每日用温水洗浴肛门部，女性要注意经期卫生和孕产期卫生保健，以预防肛门部感染发生。保持健康的心态和良好的情绪，积极参加体育锻炼，增强机体抗病能力。

（4）肛门灼热不适、有下坠感时及时就诊，积极治疗肛隐窝炎、肛乳头炎以及溃疡性结肠炎、肠结核等易于诱发肛周脓肿和肛瘘的疾病。一旦形成肛周脓肿或肛瘘应及时治疗，以防止反复感染，形成高位复杂性肛瘘。

（5）注意改善肛门部血液循环，经常久坐久站的人每天应适当变换工作体位，久坐后散散步，久站的人适当坐坐。尽量避免坐卧潮湿之地，以防止湿热之邪侵入肛门，诱发肛隐窝炎、肛周脓肿等疾病，进而引发肛瘘。

40 肛裂为什么特别痛？

咨询：我平时喜欢吃辣椒，最近一段时间不仅大便干结难解，每次大便时还伴有出血、肛门部特别痛，经检查诊断为肛裂。我同学张某，也患有肛裂，他说每次大便肛门部也特别痛，听医生说肛裂就特别痛。请问肛裂为什么特别痛？

解答：医生说的没错，肛裂就特别痛。肛裂又称“钩肠痔”“裂痔”“肛门裂”，是指发生在齿状线以下肛管皮肤处的纵行裂开性溃疡，表现为肛管皮肤全层破裂。肛裂好发于肛门中线前、后方，以疼痛为主要症状，患者多为青年和中年，也是一种临床常见的肛门直肠疾病。

肛裂以便秘、疼痛、出血为突出表现，且便秘、疼痛、出血互为因果，由于便秘使排便时疼痛，出血增多，而疼痛的加重又使患者畏惧大便而久忍，久忍大便的结果又加重便秘和出血，就这样形成恶性循环，从而使裂伤久不愈合。大凡肛裂患者都有一个共同的感觉，那就是大便时或大便后肛门疼痛较剧烈，甚至能持续数小时，这种疼痛可使患者惧怕排便，那么肛裂为什么特别痛呢？

在生理状态下，当粪便进入直肠而产生便意时，肛门括约肌便开始舒张和收缩，为排便做准备，如遇粗硬的粪便通过肛管，冲击和撕裂肛管而致肛裂，便会引起撕裂性疼痛，由于肛管部位的神经为脊神经，故疼痛的感觉明显而剧烈。肛裂患者多数都有便秘，发生肛裂后，由于粪便排出时会再次撕伤肛管而引起疼痛，因此患者不敢排便，产生“惧便感”，致使粪便在直肠内潴留时间更长，水分进一步被吸收，粪便变得更干燥，再排便时干硬粪便会更加重对肛裂的扩张和撕伤，使肛裂引起剧烈疼痛，这样形成了一个恶性循环，疼痛也会越来越严重。

41 引发肛裂的原因有哪些？

咨询： 我最近不仅每次大便时都伴有出血，肛门部还特别痛，今天到医院就诊，经检查诊断为肛裂，我知道我的肛裂是大便干结造成的，听说引发肛裂的原因不仅仅是大便干结难解，还有很多，我想了解一下，请问引发肛裂的原因有哪些？

解答： 肛裂为肛管皮肤的纵行裂伤，居肛缘与齿状线之间，表现为肛管皮肤全层破裂，发病以疼痛为主要症状。肛裂的发病原因和病理机制多种多样，归纳起来主要有外伤学说、感染学说、解剖因素以及内括约肌痉挛学说等。

（1）外伤学说：干硬粗大粪便擦伤，妇女分娩时用力撕裂肛管，肛门镜操作粗暴，肛门手术后引起肛管狭窄或伤口感染及各种肛门外伤，都可以引起肛管裂开，裂开创面一旦感染，形成不愈合的溃疡则成肛裂。

（2）感染学说：肛腺的感染引起皮下脓肿，脓肿破溃后形成肛管溃疡，溃疡因感染和排便损伤久不愈合，最终形成肛裂，并发肛隐窝炎、肛乳头炎和前哨痔。

（3）解剖因素：肛管方向是指向脐的，因此而形成的肛直角使肛管后部承受的压力最大，而肛门外括约肌在肛管后部形成一定空隙，不如肛门两侧坚强，因此肛管后部最易被撕裂，撕裂后因缺血而不易愈合，所以临床上常见肛裂在肛管的后正中位，其次在前正中位，就是这个原因。

（4）内括约肌痉挛学说：肛裂患者有不正常的内括约肌反射性过度收缩现象，反射性刺激所致的内括约肌痉挛，当前被国内外大多数学者认为是肛裂不易愈合的重要原因。

综上所述，肛裂是由于解剖生理上的弱点（内因），在排出硬粪块或其他原因过于扩张肛门（外因）因素的作用下，肛管皮肤及黏膜下肌被撕伤，细菌侵袭创面引起炎症，继而炎症及分泌物的刺激（继发外因）引起肌肉痉挛和创面修复，导致瘢痕狭窄，弹性降低(继发内因)，诸因素联合作用便形成了肛裂。实质上肛裂的发生常是感染、损伤的综合结果，因此在病理改变上常具有综合征的特点，临床上常把肛管裂口、前哨痔、乳头肥大称为“肛裂三联征”。

42 肛裂有哪些症状？

咨询： 我是中学教师，近段时间解大便时总感觉肛门部特别痛，昨天到医院就诊，经检查诊断为肛裂，我们单位的李老师患有肛裂，他主要表现为大便时出血，听说肛裂的症状有很多，我想进一步了解一下，请您告诉我肛裂有哪些症状？

解答： 正像您听说的那样，肛裂的症状确实有很多。肛裂以便秘、疼痛、出血为突出表现，且便秘、疼痛、出血互为因果，同时还可有肛门瘙痒以及全身症状等。

（1）便秘：患肛裂的患者因恐惧排便剧痛，都有意推迟排便时间，减少排便次数，结果使粪便在直肠内停留时间延长，水分进一步被吸收，大便即变得越发干硬，一旦排便就会使裂口加深，疼痛加重。

（2）疼痛：因炎症刺激肛门括约肌痉挛而疼痛，排便时粪便刺激裂口或粪便嵌于裂口处，使之疼痛。陈旧性肛裂其溃疡面有神经末梢暴露，粪便摩擦即感疼痛。肛裂疼痛有其特点，即排便时裂伤受到刺激立刻感到疼痛，排便完毕有短暂的疼痛缓解期，随后因肛门括约肌痉挛可持续疼痛数小时至十余小时。疼痛的轻重、时间长短各人虽有不同，但其共同之处是由排便而引起的。

（3）出血：肛裂之出血，由便秘和极度努挣肛门，肛管撕伤引起，所以说出血与排便有关系。其血色鲜红，多带于干硬大便的表面或染于手纸上，滴血较少，射血更少见。

（4）瘙痒：肛裂一般只有少许血性分泌物，一旦发生感染，或形成皮下隐瘘时，分泌物增多，且污染衣裤，刺激肛门皮肤引起局部瘙痒，甚至出现湿疹，肛门部常潮湿不适。

（5）全身症状：剧痛可影响患者休息，加重精神负担，甚至引起神经衰弱，有的患者会因排便恐惧有意减少进食量，长期下去可引起轻度贫血和营养不良，妇女还可出现月经不调，肛裂感染时可有发热、肿痛和流脓血等。

43 如何区分肛裂轻重的程度？

咨询：我今年40岁，前天确诊患有肛裂，医生说我属于肛裂中的一期肛裂，我们科室的老刘，也患有肛裂，医生说他是陈旧性肛裂，听说为了区分肛裂轻重的程度，肛裂有不同的分类和分期。请您给我讲一讲，**如何区分肛裂轻重的程度？**

解答：为了区分肛裂轻重的程度，临床上肛裂确实有不同的分类和分期，下面给您介绍一下，供您参考。

（1）分类：根据肛裂发病的缓急通常分为急性肛裂和慢性肛裂两大类。急性肛裂，裂口新鲜，无乳头肥大和前哨痔等并发症；慢性肛裂，裂口陈旧，形成溃疡，合并有创口硬结、乳头肥大和前哨痔。根据肛裂发病的病程分为早期肛裂和陈旧性肛裂。早期肛裂，裂口新鲜，尚未形成慢性溃疡，疼痛较轻；陈旧性肛裂，裂口已呈梭形溃疡，同时有前哨痔、肛窦炎或肛乳头肥大，并有周期性疼痛。

（2）分期：因为每期肛裂在症状、体征、愈合和治疗方法上都有所不同，所以了解肛裂的轻重程度及其分期有重要意义。根据肛裂创面的情况和病情的轻重临床上将肛裂分为三期。一期肛裂，一般都处于发病的早期，患者可以发现大便时偶有出血伴疼痛的症状，外观肛裂处裂口表浅，出血量少，疼痛持续时间短，此期如果适当服些润便药，肛裂是可以自愈的；二期肛裂，患者往往出现大便出血，疼痛症状经常出现，出血量较多，每次大便后疼痛时间较长，但此时肛裂外缘尚未形成皮赘（前哨痔），此期的肛裂自愈较难，需及时治疗；三期肛裂，表现为大便出血伴有疼痛，发病时间较长，出血量不一定很多，但肛裂的外缘一般都形成了皮赘，裂口较深，时常因引流不畅出现肛门局部感染，此期的肛裂一般不能自愈，需首选手术治疗以求根治。

44 治疗肛裂常用的方法有哪些？

咨询：我最近每次大便时都伴有出血，肛门部还特别痛，今天到医院就诊，经检查诊断为肛裂，医生让涂敷马应龙痔疮膏，我朋友老冯前段时间患肛裂，是通过手术治好的，听说治疗肛裂的方法有很多，请问**治疗肛裂常用的方法有哪些？**

解答：肛裂的治疗应以止痛和促进溃疡面愈合为目的。肛裂早期一般采用保守治疗，保守治疗首先应积极治疗便秘，保持大便通畅，只有这样才能避免对肛管造成再损伤，肛裂才能得以愈合。对于陈旧性肛裂，保守治疗有时难以取得满意的疗效，宜采取手术治疗的方法进行治疗。除手术治疗外，常用的治疗肛裂的方法主要有内治法、熏洗法、涂敷法等。

（1）内治法：内服药物的目的主要在于防治便秘，保持大便通畅，防止肛管再受硬便之损伤等。中药治疗肛裂较西药有其显著的优势，内服中药治疗可根据肛裂患者病情的不同辨证选用中药汤剂、中成药内服，也可选用单方和验方进行治疗。

（2）熏洗法：熏洗法也称坐浴法，它通过煎取药液熏洗患处，使热力和药物的作用直达病所，从而发挥治疗作用，其疗效较内服药要好。通过热力和药物的作用，能改善患处的血液循环，达到消肿止痛、促进创面愈合、缓解疼痛出血等症状的目的。

（3）涂敷法：涂敷法是指将药物直接涂敷于患处的治疗方法，此方法药物的作用可直接作用于肛裂局部，以发挥清热解毒、消肿止痛、促进肛裂愈合的作用，其疗效较好，适用于各种类型的肛裂患者，常用的药物有马应龙痔疮膏、九华膏等。

45 怎样预防肛裂?

咨询：我哥哥患有肛裂，每次解大便肛门部疼痛的滋味实在让人难以忍受，通过手术才治愈。我也担心会患上肛裂，听说日常生活和工作中注意预防十分重要，准备采取一些预防措施，但还不清楚怎样预防。请问怎样预防肛裂?

解答：肛裂是一种临床常见的以疼痛为主要症状的肛门直肠疾病，肛裂引发的肛门部疼痛不适给患者造成肉体和精神上的痛苦，采取积极有效的措施以预防肛裂的发生显得尤为重要。要预防肛裂，应注意从以下几个方面入手。

（1）肛裂的主要病因是大便干燥，临厕努挣，肛门被坚硬的粪便撕裂，久之则形成慢性溃疡。因此，保持大便通畅，防治便秘在肛裂的预防和治疗中占有十分重要的地位。要养成定时排大便的习惯，采取切实可行的措施积极防治便秘。

（2）纠正不良的饮食习惯，注意饮食调养，适当多吃富含纤维素的蔬菜、水果以及红薯、玉米等，戒除饮酒，少食辣椒、生姜、大蒜等辛辣刺激性食物，饮食做到粗细搭配、荤素搭配，给机体提供全面均衡的营养，保持大便通畅。

（3）及时治疗肛隐窝炎，防止感染后形成溃疡及皮下瘘。在肛门检查如肛门指检、用肛门镜及其他器械检查时，动作一定要轻柔，切忌粗暴用力，以防损伤肛管引起肛裂。积极治疗溃疡性结直肠炎、肛管结核等易于引发肛裂的疾病。

（4）积极参加体育锻炼，改善肛门部血液循环，增强机体抗病能力。妇女注意经期卫生，妊娠期适当多吃水果、蔬菜以预防便秘，分娩时注意保护会阴和肛门以防撕裂。一旦出现肛裂采取恰当的措施及早进行治疗，防止进一步发展。

第二章
中医治疗痔疮

提起中医，大家会想到阴阳、五行、舌苔、脉象等，认为中医知识深奥难懂，对疾病的认识与西医不同。本章采取通俗易懂的语言，讲解了中医是怎样认识痔疮的、痔疮的中医分型，以及中医治疗痔疮常用的方药、方法等，以便让大家了解一些中医防治痔疮的知识，合理选择中医治疗痔疮的药物和方法。

01 中医治疗痔疮有哪些优势？有何不足？

咨询：我最近一段时间总感觉肛门部坠胀疼痛，大便时还时常带血，今天到医院就诊，经检查诊断为痔疮，我相信中医，准备用中医的方法治疗，听说中医治疗痔疮有优势，也有不足。请问中医治疗痔疮有哪些优势？有何不足？

解答：中医注重疾病的整体调治、非药物治疗和日常保健，有丰富多彩的治疗调养手段。中医在治疗调养痔疮方面较西医有明显的优势，主要表现在强调整体观念和辨证论治、具有丰富多彩的调治手段、具有独具特色的食疗药膳以及不良反应少等方面，采用中医方法治疗调养痔疮，以其显著的疗效和较少的不良反应，深受广大患者欢迎。

（1）强调整体观念和辨证论治：中医认为人是一个有机的整体，疾病的发生是机体正气与病邪相互作用、失去平衡的结果，内痔、外痔、混合痔以及肛瘘、肛裂、肛痈等的出现也是如此，中医治疗痔疮应是在重视整体观的前提下辨证论治。辨证论治是中医的精华所在，同样是痔疮，由于发病时间、地区以及患者机体的反应性不同，或处于不同的发展阶段，所表现的证不同，因而治法也不一样，所谓“证同治亦同，证异治亦异”。切之临床，痔疮主要包括痔（内痔、外痔、混合痔）、瘘

（肛瘘）、裂（肛裂）、痈（肛痈）等，其中又各有不同的证型存在，辨证论治使临床治疗用药更具针对性，有助于提高临床疗效。

（2）具有丰富多彩的调治手段：中医有丰富多彩的治疗调养手段，除内服药物治疗外，还有熏洗法、灌肠法、涂敷法、栓剂法、针灸法、理疗法、枯痔法、挂线法以及饮食调养、情志调节、运动锻炼等调治方法，在重视药物治疗的同时，采取综合性的措施进行调治，以发挥综合治疗的优势，是促进内痔、外痔、混合痔以及肛瘘、肛裂、肛痈等逐渐康复的可靠方法，也是现今中医常用的治疗痔疮类疾病的方法。

（3）具有独具特色的食疗药膳：根据“药食同源”理论选用饮食药膳调治疾病是中医的一大特色，也是中医调治痔、瘘、裂、痈等临床常见的痔疮类疾病的优势所在。很多食物，诸如小米、韭菜、甲鱼、绿豆、薏苡仁、莲藕等，不仅营养丰富，而且具有一定的补虚益肾、清热利湿等作用，对调治内痔、外痔、混合痔以及肛裂等痔疮类疾病大有益处，根据具体情况选用这些食物就能改善患者自觉症状。有一些食物如马齿苋、赤小豆、鱼鳔、山药、枸杞子等，为药食两用之品，根据辨证结果的不同选择食用则可发挥药物之功效，其调治内痔、外痔、混合痔以及肛裂等痔疮类疾病的功效显著。选用适宜的食物配合以药物或药食两用之品制成的药膳，具有良好的调整脏腑功能的作用，能减轻或缓解肛门部疼痛不适、瘙痒等痔疮类疾病患者的自觉症状，依据其功效选择应用以调治痔疮，其效果更好。

中医治疗痔疮虽有诸多优势，但也有其不足。中医擅长疾病的康复调养，对于需采取保守治疗的痔疮患者来说，有众多的治疗调养手段，且其疗效满意，较西医治疗有较大的优势，但对于诸如肛周脓肿以及严重的三期内痔需采取手术治疗者，中医较西医则处于劣势，中医擅长慢性病而缺少应对急重症治疗手段的情况并没有彻底改观。各取其所长，采用中西医结合的方法，是治疗痔疮最有效的手段，也是其发展趋势。当今中医肛肠科之所以治疗痔疮类疾病的临床疗效好、深受广大患者欢迎，就是因为各取中西医之所长，采取中西医结合的方法进行治疗。

02 治疗痔疮常用的内服方剂有哪些？

咨询： 我最近总感觉肛门部坠胀不舒服，昨天到医院就诊，经检查诊断为痔疮，医生开的是内服中药汤剂，用的方子是《本事方》中的槐花散，听说治疗痔疮的内服方剂有很多，其中有一些常用者，请问治疗痔疮常用的内服方剂有哪些？

解答： 治疗痔疮的内服方剂确实有很多，这当中常用的当数润肠汤、槐花散、地榆散、柏叶汤和增液承气汤，下面将其组成、用法、功效、主治、方解介绍如下，供您参考。

（1）润肠汤（《证治准绳》）

组成：当归尾、甘草、生地黄、火麻仁、桃仁各6克。

用法：每日1剂，水煎服。

功效：养血润肠通便。

主治：阴血亏虚，大便干燥秘结。

方解：方中生地黄、当归尾滋阴养血；火麻仁、桃仁润燥通便；甘草调药和中。诸药配伍，具有滋阴养血、润肠通便之功效。

按语：本方以大便干燥秘结、面色无华、舌淡脉细为辨证要点。现代常用本方根据辨证加减治疗便秘、肛裂等。

（2）槐花散（《本事方》）

组成：槐花、侧柏叶各 12 克，荆芥穗、枳壳各 6 克。

用法：每日 1 剂，水煎服。

功效：清肠止血，疏风下气。

主治：肠内脏毒下血，便前出血，或便后出血，或粪中带血，以及痔疮出血，血色鲜红或晦暗。

方解：方中槐花专清大肠湿热，凉血止血，为主药；侧柏叶助槐花凉血止血；荆芥穗炒用，疏风并入血分以止血，共为辅药；枳壳下气宽肠为佐使药。诸药合用，既能凉血止血，又能清肠疏风，风热湿毒既清，便血自止。

按语：本方以便血、血色鲜红或晦暗、舌红脉数为辨证要点。现代常用本方根据辨证加减治疗痔疮出血、肛裂等。热甚者加苦参、黄芩、栀子、青黛；出血多者加地榆、乌贼骨等。需要说明的是，本方药性寒凉，不宜久服，便血日久见有气虚或阴虚者不宜用。

（3）地榆散（《太平圣惠方》）

组成：地榆、黄芪、枳壳、槟榔、黄芩、赤芍、当归各 30 克。

用法：上药共研为散，每次 12 克，水煎服。亦可用饮片作汤剂，水煎服，用量按原方比例酌情增减。

功效：清热理气，行瘀止血。

主治：痔疮肿痛，下血不止等。

方解：方中地榆凉血止血，为主药；黄芩清热燥湿止血，枳壳、槟榔宽肠顺气，为辅药；赤芍清热凉血、祛瘀止痛，当归助赤芍祛瘀之功，黄芪可托毒生肌，与当归相配生肌敛疮之功增强，为佐使药。诸药配伍，共奏清热理气、行瘀止血之功效，使疮肿消而出血止。

按语：本方以痔血、便血、口苦、舌质红绛、苔黄腻、脉滑数为辨证要点。现代常用本方根据辨证加减治疗痔疮肿痛出血、肛裂、细菌性痢疾、上消化道出血、崩漏、烫伤、湿疹等。如见腹胀甚者加厚朴、大腹皮、木香；大便稀溏者加马齿苋、地锦草、山药；便血严重者加血余炭、云南白药；气阴两虚者加生地黄、麦冬、人参。需要说明的是，本方苦寒较甚，中病即止，不宜久服，阴虚者慎用。

（4）柏叶汤（《金匮要略》）

组成：侧柏叶 15 克，干姜、艾叶各 6 克。

用法：每日 1 剂，水煎服。

功效：温经止血。

主治：吐血不止，面色萎黄，舌质淡，脉虚无力。

方解：方中侧柏叶凉血止血，艾叶温经止血，共为主药；干姜温中散寒，与艾叶相配增加其温经止血之功，配侧柏叶可制约其寒凉之性。三药合用，共奏温经止血之功。

按语：本方以出血不止，伴面色萎黄、舌质淡、脉虚无力为辨证要点。现代常用本方根据辨证加减治疗慢性支气管炎、支气管扩张、肺结核等引起的咯血，溃疡、肝硬化引起的呕血，溃疡、慢性结肠炎引起的便血，痔疮出血，月经过多等。如见神疲乏力、气短者，加党参、黄芪、白术；头晕目眩、面色苍白者，加当归、白芍、阿胶；呕血、咯血、便血量多者，加三七、阿胶、仙鹤草、旱莲草；胸部闷痛者，加旋覆花、瓜蒌皮、枳壳；胃脘痛剧者，加香附、陈皮、延胡索；胁痛剧烈者，加柴胡、青皮、郁金；腹痛者，加木香、乌药；痔疮肛门部胀痛剧烈者，加生地黄、丹皮、赤芍。需要说明的是，阴虚内热、实火血热引起的出血证不宜使用。

（5）增液承气汤（《温病条辨》）

组成：玄参30克，麦冬、生地黄各25克，大黄9克，芒硝5克。

用法：每日1剂，水煎服。

功效：滋阴增液，泄热通便。

主治：阳明温病，热结阴亏，燥屎不行，下之不通者。

方解：方中玄参、生地黄、麦冬即增液汤，能滋阴增液，润燥滑肠；配合大黄、芒硝软坚润燥，泄热通下。诸药合用，攻补兼施，是“增水行舟”之法。

按语：本方以大便秘结、口干唇燥、舌红苔黄为辨证要点。现代常用于治疗习惯性便秘、痔疮便秘、萎缩性胃炎等。如阴亏甚者加石斛、天花粉；兼气虚者加黄芪、党参。

03 治疗痔疮常用的外用方剂有哪些?

咨询: 我平时喜欢吃辣椒，最近一段时间总感觉肛门部疼痛不舒服，今天到医院就诊，经检查诊断为痔疮，听说有很多外用方剂治疗痔疮的效果不错，想了解一下。请问治疗痔疮常用的外用方剂有哪些?

解答: 用于治疗痔疮的外用方剂有很多，如果恰当使用的话，效果确实不错。下面介绍几则常用者，您可咨询一下当地的医生，看是否可以选用。

（1）九华膏（《外科学》）

组成：滑石 600 克，月石 90 克，龙骨 120 克，川贝、冰片、朱砂各 18 克。

用法：将上药共研细末，放凡士林中调匀，使其成 20% 的软膏，冬季可适当加入香油。用时取药膏外敷患处。

功用：消肿止痛，生肌润肤。用于内、外痔发炎及内痔术后。

（2）玉露膏（《药蔹启秘》）

组成：芙蓉叶适量。

用法：将芙蓉叶研成细末，用凡士林 8 份加入药末 2 份，调匀成膏，每 500 克油膏中可加医用苯酚 10 滴。用时取药膏外敷患处。

功用：清热凉血消肿。用于一切疮疖、肿毒、丹毒、痔疮肿痛等。

（3）冲和膏（《证治准绳》）

组成：紫荆芥150克，独活90克，赤芍60克，白芷30克，石菖蒲45克。

用法：将上药共研细末，用葱汤或热酒调敷。现代用凡士林8份，冲和散2份，调匀成膏外敷。

功用：行气疏风，活血消肿。用于阴阳不和，冷热不明之疮疡。

（4）祛毒汤（《医宗金鉴》）

组成：瓦松、马齿苋、甘草各15克，五倍子、川椒、防风、苍术、枳壳、侧柏叶、葱白各9克，朴硝1克。

用法：将上药加水煎取汁液，煮沸液放盆内先热熏再坐浴肛门部10~20分钟。

功用：消肿止痛，抗炎收敛。用于内痔、外痔及肛瘘发炎、肿胀、疼痛等。

（5）五倍子汤（《疡科选粹》）

组成：五倍子、朴硝、桑寄生、莲房、荆芥各30克。

用法：水煎取汁，趁热先熏后洗患处，每日1~2次。

功用：消肿止痛，收敛止血。用于痔疮、脱肛等。

04 中医是如何认识痔疮的病因病机的？

咨询：我最近一段时间总感觉肛门部坠胀疼痛，经检查诊断为痔疮，正在服用中药治疗，我知道中医和西医不同，中医对痔疮的发病机制有其独特的认识，想了解一些这方面的知识，麻烦您给我介绍一下，中医是如何认识痔疮的病因病机的？

解答：正像您所知道的那样，中医和西医不同，中医对痔疮的发病机制有独特的认识。中医对痔疮早有认识，早在春秋战国时期就有“痔”“瘘”等肛肠疾病的名称记载，以及药物治疗的经验。《黄帝内经》中有“因而饱食，筋脉横解，肠澼为痔”之说，提出了痔疮的发病原因。以后历代医家不断完善，总结痔疮的发病原因不单纯是局部因素，更主要是人体阴阳失调，加之外感、内伤、六淫、七情等因素所致。

中医对痔疮的形成多责之于饮食不节、过多食用肥腻厚味，或大量饮用烈酒、嗜食辛辣之品，以及大便失调、长期的便秘、腹泻、久坐久立、负重远行、妊娠多产等诸多因素，致使燥热或湿热内生，下迫大肠，经络阻滞，邪热与瘀血结滞郁积而成。

（1）湿热蕴结：饮食过饱、食用肥腻厚味，大量饮用烈酒及嗜食辣椒等辛辣之品，积生湿热，下注大肠，使局部气血瘀滞，形成肿块，并可刺激肛门直肠黏膜，使之充血灼热疼痛。

正如《外科正宗·痔疮篇》中所载，“夫痔者，乃素积湿热，过食炙；或因久坐而血脉不行，又因七情而内伤，以及担轻负重，间竭力远行，气血纵横，经络交错；又或酒色过度，肠胃受伤，以致浊气瘀血流注肛门，俱能发痔”。

（2）阴虚肠燥：肺与大肠相表里，肺热炽盛，灼伤津液，肠燥不能润便，造成习惯性便秘，粪便蓄积直肠，使肛门局部血行受阻，淤积成痔。

（3）感受外邪：《金匮要略》中记载，“小肠有寒者，其人下重便血，有热者，必痔”。可见感受寒邪、热邪均可发生痔疮。久坐湿地，感受寒湿之邪，或外感风热之邪，邪居不散，留于下焦，结聚于肛门直肠部，使局部气血瘀滞而为痔。

（4）久病劳伤：《医宗金鉴》中记载，“久泻、久痢而生痔”“久病咳嗽而生痔”。久泻、久痢、久咳，易使气血受损，气虚下陷，而生痔疮。久坐则血脉不行，负重久行则气血纵横，经络交错，久坐久行，劳累过度，使肠胃受伤，以致浊气瘀血流注肛门直肠部而发病。古人有“忍精不泄而致痔漏”之说，《诸病源候论》中有“诸痔皆由伤风、房室不慎所致”的论述，房事过度也是引发痔疮的重要因素。

（5）妊娠分娩：妇人妊娠、月经不调，易致关格壅塞，经血流溢渗漏于肠间而诱发痔疮。妇女因生产久坐或经行时气怒，或生产用力太过，也容易使气血瘀滞于肛门直肠部而引发痔疮。

（6）情志失调：气为血之帅，气行则血行，气滞则血瘀，情志失调，郁怒伤肝，气血运行不畅，结聚于肛门直肠，则发痔疮诸疾。

（7）先天因素：《薛氏医案》中记载，“痔疮之症，或禀受胎毒，或母腹中受热也”。先天遗传因素也是引发痔疮的原因之一。

（8）脏腑虚弱：《丹溪心法》中记载，“痔者，皆因脏腑本虚，外伤风湿，内蕴热毒，醉饮交接，多恣自戕，以致气血下坠，结聚肛门宿滞不散而冲突为痔也”。脏腑虚弱，加之外感风湿，内蕴热毒，致使气血下注，结聚于肛门，也易于形成痔疮。

05 中医是怎样辨证治疗内痔的？

咨询：我今年 42 岁，平时喜欢吃辣椒，因最近总感觉肛门部坠胀疼痛、大便时带血到中医院就诊，经检查诊断为内痔，我相信中医，准备用中医的方法治疗，听说中医辨证治疗内痔的效果不错。请问**中医是怎样辨证治疗内痔的？**

解答：内痔以出血和脱出为主要症状，多由风伤肠络、湿热下注、气滞血瘀以及脾虚气陷而生，其治疗应在整体观念的指导下，针对不同的病因、病变部位和不同年龄、体质进行治疗。

根据内痔发病机制和临床表现的不同，中医通常将其分为风伤肠络型、湿热下注型、气滞血瘀型、脾虚气陷型 4 种基本证型进行辨证治疗。需要说明的是，内服中药只适合病情较轻且稳定的患者，并需随病情的变化灵活加减，对于病情较重之患者，宜首选手术疗法或外治法，也可内治与外治结合应用，切不可过分依赖内服中药治疗而延误病情。

（1）风伤肠络型

主症：大便带血，滴血或喷射状出血，血色鲜红，或有肛门瘙痒，舌质红，苔薄白或薄黄，脉弦数。

治则：清热祛风，凉血止血。

方药：凉血地黄汤加减。槐角、黄连、生地黄、当归、地榆炭、黄芩、荆芥、黄柏、天花粉、升麻、枳壳、侧柏炭各 10 克，生甘草 6 克。

用法：每日 1 剂，水煎取汁，分早、晚服。

（2）湿热下注型

主症：便时带血，其色鲜红，量较多，肛内肿物外脱，可自行回缩，肛门灼热，舌质红，苔黄腻，脉滑数。

治则：清热除湿，活血化瘀。

方药：五神汤加减。金银花 20 克，紫花地丁 15 克，茯苓、牛膝、车前子、黄芩、黄柏、当归、赤芍、甘草各 10 克。

用法：每日 1 剂，水煎取汁，分早、晚服。

（3）气滞血瘀型

主症：肛内肿物脱出，甚至嵌顿，肛管紧缩，坠胀疼痛，甚至肛缘有血栓，水肿、触痛明显，舌质暗红，苔薄白或黄，脉弦细涩。

治则：活血化瘀，消肿散结。

方药：活血散瘀汤加减。当归、车前子、地榆炭、大黄、川芎、桃仁、赤芍、丹皮、枳壳、瓜蒌仁、槟榔各 10 克，甘草 6 克。

用法：每日 1 剂，水煎取汁，分早、晚服，同时配合药渣加水再煎熏洗肛门部。

（4）脾虚气陷型

主症：肛门坠胀，肛内肿物外脱，需手法回纳，便血色鲜或淡，可出现贫血，面色少华，头晕神疲，少气懒言，纳少便溏，舌质淡胖，边有齿痕，舌苔薄白，脉细弱。

治则：健脾温中，固脱止血。

方药：黄芪建中汤加减。黄芪 15 克，白芍、白术、旱莲草、侧柏叶、陈皮、地榆炭、棕榈炭各 10 克，桂枝、甘草各 6 克，大枣 6 枚。

用法：每日 1 剂，水煎取汁，分早、晚服。

06 中医是怎样辨证治疗外痔的？

咨询：我最近总感觉肛门疼痛不舒服，自己外用马应龙痔疮膏 1 周，症状不减，今天到医院就诊，经检查诊断为外痔，听医生说属于脾虚气陷型外痔，中医辨证治疗的效果不错。请问中医是怎样辨证治疗外痔的？

解答：中医治疗外痔主张内治与外治并重，全身治疗与局部治疗相结合，急则治其标，缓则治其本，标本兼治，必要时还可采取手术治疗。在外治方法中，常用的有药物外敷法、熏洗法等。

中医辨证分型内服中药汤剂治疗只是治疗外痔诸多方法中的一种，通常宜与外治法配合应用。根据外痔发病机制和临床表现的不同，中医通常将其分为气滞血瘀型、湿热下注型以及脾虚气陷型 3 种基本证型进行辨证治疗。

（1）气滞血瘀型

主症：肛缘肿物突起，排便时可增大，有异物感，可有胀痛或坠痛，局部可触及硬性结节，舌质暗红，苔薄黄，脉弦涩。

治则：活血化瘀，理气通便。

方药：桃仁承气汤加减。桃仁、川芎、赤芍、大黄、丹皮、黄柏、枳壳、车前子、瓜蒌、槟榔各 10 克，黄连、甘草各 6 克。

用法：每日 1 剂，水煎取汁，分早、晚服，同时配合药渣加水再煎熏洗肛门部。

（2）湿热下注型

主症：肛缘肿物隆起，局部灼热疼痛，大便干或溏，舌质红，苔黄腻，脉滑数。

治则：清热利湿，消肿止痛。

方药：防风秦艽汤加减。防风、秦艽、川芎、当归、连翘、槟榔、栀子、地榆炭、枳壳、槐角、白芷、车前子各 10 克，苍术、甘草 6 克。

用法：每日 1 剂，水煎取汁，分早、晚服。

（3）脾虚气陷型

主症：肛缘肿物隆起，肛门坠胀，似有便意，神疲乏力，纳少便溏，舌质淡体胖，苔薄白，脉细弱。

治则：调理脾胃，升阳固脱。

方药：补中益气汤加减。黄芪 15 克，党参、白术各 12 克，当归、陈皮各 9 克，升麻、柴胡各 5 克，车前子、茯苓各 10 克，甘草 6 克。

用法：每日 1 剂，水煎取汁，分早、晚服。

07 中医是怎样辨证治疗混合痔的?

咨询: 我最近总感觉肛门部坠胀疼痛，大便时还时常带血，点滴而出，经检查诊断为混合痔，中医大夫说是典型的血热风燥型混合痔，听说根据辨证混合痔可分为多种证型，选方用药是不一样的。请问**中医是怎样辨证治疗混合痔的?**

解答: 混合痔的发病机制和临床表现与内痔、外痔有诸多相似之处，通常宜采取内外结合的综合性治疗措施，必要时还应及时进行手术治疗，内服中药汤剂只是治疗混合痔诸多方法中的一种。

根据混合痔发病机制和临床表现的不同，中医通常将其分为血热风燥型、湿热下注型、气滞血瘀型、气虚下陷型以及阴虚肠燥型 5 种证型进行辨证治疗。

（1）血热风燥型

主症：内痔便血色鲜红，滴血或射血，时作时止，或内痔脱出、糜烂渗血，或外痔红肿充血、触痛，或伴口渴喜饮，大便秘结，小便短赤等，舌质红，苔薄黄，脉洪数。

治则：清热凉血，祛风润燥。

方药：凉血地黄汤加减。当归、地榆各 20 克，生地黄、槐花、天花粉各 30 克，黄芩、枳壳各 10 克，甘草 5 克。便血较多者加侧柏叶；外痔红肿疼痛较甚者加蒲公英、紫花地丁；口干便秘者加天花粉、大黄。

用法：每日1剂，水煎取汁，分早、晚服。

（2）湿热下注型

主症：内痔便血色鲜，或痔核脱出，黏膜糜烂，分泌物较多，外痔红肿或有糜烂，坚硬肿痛，坐卧不安或伴大便黏滞不爽，肛门坠胀，潮湿不适，舌质红，苔黄腻，脉濡数或滑数。

治则：清热利湿，活血消肿。

方药：龙胆泻肝汤加减。龙胆草30克，车前子20克，生地黄、黄芩、泽泻、木通各12克，当归、穿山甲、川芎各10克，柴胡、甘草各6克。分泌物较多、外痔肿痛糜烂较甚者，加白头翁、猪苓、泽泻。

用法：每日1剂，水煎取汁，分早、晚服。

（3）气滞血瘀型

主症：肛缘肿胀，或外痔水肿或见血栓，质硬，触压疼痛，或内痔嵌顿不能回纳肛内，表面紫暗糜烂，舌质暗红或有瘀斑，苔薄少，脉弦涩。

治则：行气活血，化瘀消肿。

方药：桃红四物汤加减。熟地黄15克，川芎、白芍各10克，桃仁9克，当归、红花各12克，甘草6克。灼热肿痛较甚者加丹皮；大便干者加大黄、瓜蒌仁。

用法：每日1剂，水煎取汁，分早、晚服，同时药渣加水再煎熏洗肛门部。

（4）气虚下陷型

主症：内痔脱出或脱出后不易回纳，肛门松弛，肛周皮下静脉曲张团隆起明显，少气懒言，肛门坠胀，面色萎黄无华，舌质淡，苔薄白，脉细弱。

治则：补中益气，升阳固脱。

方药：补中益气汤加减。黄芪20克，党参、当归、白术各12克，川芎、陈皮各9克，升麻、柴胡各5克，车前子、茯苓各10克，甘草6克。脘痞腹胀者加大腹皮、厚朴；纳差者加焦山楂、建曲。

用法：每日1剂，水煎取汁，分早、晚服。

（5）阴虚肠燥型

主症：便血色鲜，大便干结难解，形体瘦弱，或伴口咽干燥，潮热盗汗，舌质红，苔薄少，脉细数。

治则：滋阴清热，润燥通便。

方药：增液承气汤加减。玄参30克，麦冬、生地黄各25克，大黄9克，芒硝5克。便血色鲜者加地榆炭、槐花、侧柏叶；潮热盗汗者加黄柏、知母、地骨皮。

用法：每日1剂，水煎取汁，分早、晚服。

08 中医是如何认识肛周脓肿的病因病机的？

咨询：我今年55岁，最近三天总感觉肛门周围胀痛不舒服，今天到医院肛肠科就诊，经检查诊断为肛周脓肿，我相信中医，知道中医和西医对疾病的认识有所不同。请问中医是如何认识肛周脓肿的病因病机的？

解答：中医和西医有着不同的理论体系，中医和西医对疾病的认识确实有所不同。希望下面所讲的，对您了解中医对肛周脓肿病因病机的认识有所帮助。

肛周脓肿是西医学之病名，中医学称之为肛痈，因其可发生在肛周的不同部位，所以历代的命名也颇为复杂，有“穿裆发”“坐马痈”“跨马痈”“下马痈”“上马痈”“悬痈”“臀痈”“脏毒”等。有关肛痈的论述最早见于《黄帝内经》，如《灵枢·痈疽》篇中说：“发于尻，名曰锐疽……发于股阴，名曰赤施。”《素问·生气通天论》认为其原因是“营气不从，逆于肉理，乃生痈肿”。有关肛痈的治疗,《外科证治全书·痈疽治法统论》指出：“初起者，审其症而消之，成脓者，因其势而逐之，毒尽者，益其所不足而敛之，此治痈之大旨也。”

肛门为足太阳膀胱经所主，湿热易聚膀胱，故此处容易生痈疽。肛痈之发，多由湿热下注，经络阻滞，瘀血浊邪凝结，热胜肉腐成脓，发为痈疽，其中体虚导致外邪侵袭也是一个重要方面。肛痈的成因，或由过食辛辣肥腻厚味，饮酒过多，以致湿浊不化，湿热内生，湿热酿毒流注下焦，聚于肛门结成肿块；或由机体感受外邪，邪聚不散，风热之邪过盛，随谷气流于下部，结于肛门，引起肛门部肿满，积而成块；也可因肺、脾、肾亏虚，湿热乘虚而下注，积于肛门部，蕴而成痈所致。

肛痈之病，有虚实之别，实证多因过食醇酒厚味，湿热不化而生，或由内痔、肛裂感染诱发，起病急骤，局部表现红肿高起，灼热疼痛，周围界限清楚，易脓易溃，溃后脓液稠厚，多属阳证、热证；虚证多因肺、脾、肾亏虚，湿热乘虚下注而成，起病缓慢，病程较长，局部表现为漫肿平塌，皮色不变，不热少痛，难腐难脓难溃，溃后脓水清稀，久不愈合，多属寒证、虚证。

09 中医是怎样辨证治疗肛周脓肿的？

咨询： 我最近几天总感觉肛门周围胀痛不舒服，经检查诊断为肛周脓肿，医生建议手术治疗，听说中医通过辨证应用中药汤剂也能治疗肛周脓肿，我朋友老刘的肛周脓肿就是内服中药治好的，请问中医是怎样辨证治疗肛周脓肿的？

解答： 肛周脓肿除手术治疗外，常用的治疗方法主要有内治法、涂敷法、熏洗法等。肛周脓肿多急性发作，以实证居多，也有虚中夹实及属虚证者。根据肛周脓肿发病机制和临床表现的不同，中医通常将其分为火毒蕴结型、热毒炽盛型和阴虚毒恋型 3 种证型进行辨证治疗。需要说明的是，肛周脓肿必要时应尽早手术治疗，千万不可一味保守治疗而延误了病情。

（1）火毒蕴结型

主症：肛门周围突然肿痛，持续加剧，伴有恶寒发热、便秘尿赤，肛门红肿，触痛明显、质硬，表面灼热，舌质红，苔薄黄，脉数。

治则：清热泻火，凉血解毒。

方药：五味消毒饮加减。蒲公英 24 克，丹皮、赤芍、黄柏各 20 克，槐角、地榆炭、金银花、紫花地丁、生地黄各 15 克，川牛膝、栀子各 10 克，甘草 6 克。大便秘结者加大黄、芒硝；小便赤热者加车前草、滑石。

用法：每日 1 剂，水煎取汁，分早、晚服。

（2）热毒炽盛型

主症：肛门肿痛剧烈，可持续数日，痛如鸡啄，夜寐不安，伴有寒战高热，口干便秘，小便困难，肛周红肿，按之有波动感或穿刺有脓，舌质红，苔黄，脉弦滑数。

治则：消肿散结，解毒透脓。

方药：仙方活命饮加减。穿山甲、皂角刺各 10 克，当归、乳香、没药各 12 克，金银花、蒲公英、天花粉各 20 克，赤芍、车前子、陈皮各 15 克，防风、白芷各 9 克，甘草 6 克。发热明显者加石膏、知母；口渴心烦者加栀子、玄参、丹皮。

用法：每日 1 剂，水煎取汁，分早、晚服。

（3）阴虚毒恋型

主症：肛门肿痛，灼热，表皮色红，溃后难敛，伴有午后潮热，心烦口干，夜间盗汗，舌质红，苔薄少，脉细数。

治则：滋阴清热，除湿软坚。

方药：滋阴除湿汤加减。赤芍、泽泻、生地黄、黄柏各 15 克，知母、地骨皮各 20 克，银柴胡、当归、炙鳖甲、丹皮各 12 克，甘草 6 克。肺虚者加沙参、麦冬、旱莲草；脾虚者去知母、黄柏，加白术、山药、白扁豆；肾虚者加续断、狗脊、补骨脂。

用法：每日 1 剂，水煎取汁，分早、晚服。

10 中医是如何认识肛瘘的病因病机的？

咨询：我最近肛门部时常流脓水，还有瘙痒不舒服的感觉，今天到医院就诊，经检查诊断为肛瘘，我知道中医和西医有着不同的理论体系，想了解一下有关中医对肛瘘认识方面的知识，麻烦您告诉我**中医是如何认识肛瘘的病因病机的？**

解答：首先说明一下，中医学的理论深奥难懂，但愿下面的介绍对您了解中医对肛瘘的认识有所帮助。

中医学认为，凡孔窍内生成瘘，脓水淋漓不止，久不收口，称之为“漏”，又名“漏疮”。《医宗金鉴·外科心法要诀·痔疮篇》中指出，“破溃而出脓血，黄水浸淫，淋漓久不止者，为漏”。因肛瘘的主要症状是脓血污水，不时淋漓而下，如破顶之屋，雨水时漏，古人形象地命名为漏或瘘。肛瘘的形成主要与以下几个方面有关。

（1）外感六淫之邪所致：如《河间六书》中记载，“盖以风、热、燥、火、湿邪所致，故令肛门肿满，结如梅核，甚至乃变为瘘也”。《本草纲目》中亦云“漏属虚与湿热”。均明确认识到肛瘘与风、热、燥、火、湿邪侵袭人体有关。

（2）痔疮久而不愈引发：《诸病源候论》中说：“痔久不瘥，变为瘘也”。痔疮久治不愈，湿热余毒之邪留恋不去，痈疽溃后久不收口，则发为肛瘘。

（3）饮食诸因素的影响：《备急千金要方》云："肛门主肺，肺热应肛门，热则闭塞，大行不通，肿缩生疮。"《丹溪心法》中有"人唯坐卧湿地，醉饱房劳，生冷停寒，酒面积热，以致荣血失道，渗入大肠，此肠内脏毒之所由作也"的记载。而《外科正宗》中载曰："夫脏毒者，醇酒厚味，勤劳辛苦，蕴毒流注肛门结成肿块。"由此可见，饮食肥甘厚味、恣酒、忧思以及便秘、房劳过度等均是引发肛瘘的重要因素。

（4）气血运行不畅因素：《薛氏医案》中载曰："臀，膀胱经部分也，居小腹之后，此阴中之阴，其道远，其位僻，虽太阳多血，气运难及，血亦罕到，中年后尤虑此患。"据此认为肛瘘的发病与局部气血运行不畅不足有关。

对于肛瘘的病变过程，《黄帝内经》认为因"营气不足，逆于肉理，乃生痈肿"。《千金翼方》中则明确指出瘘是痈疽的后遗疾患，载曰："一切痈疽，皆是疮瘘根本所患，痈之后脓汁不止，得冷即是鼠瘘。"

由上可以看出，肛瘘主要责之于风、热、燥、火、湿，痔久不瘥，饮食醇酒厚味，劳伤忧思，便秘，房劳过度，以及局部气血运行不足等，造成营气不足，逆于肉理，乃生痈肿，陷脉为瘘。正如《诸病源候论·瘘病诸候》中所说，"但瘘病之生，或因寒暑不调，故血气壅结所作，或由饱食乘节，狼鼠之精，入于府藏，毒流经脉，变化而生，皆能使血脉结聚，寒热相交，久则成脓而溃漏也"。

11 中医是怎样辨证治疗肛瘘的?

咨询: 我平时喜欢饮酒，最近一段时间肛门部反复流脓、瘙痒不舒服，今天到医院就诊，经检查诊断为肛瘘，听说治疗肛瘘除手术外，还可用挂线法、熏洗法、脱管法以及中医辨证分型内服中药等。请问**中医是怎样辨证治疗肛瘘的?**

解答: 原则上说，根治肛瘘必须通过手术治疗，非手术治疗一般不能根治。非手术治疗主要是控制感染，减轻症状，控制发展，准确地找到内口并彻底清除是治疗肛瘘的关键所在。中医治疗肛瘘有其显著的特色，其方法灵活多样，辨证内服中药汤剂只是治疗肛瘘众多方法中的一种。

根据肛瘘发病机制和临床表现的不同，中医通常将其分为湿热下注型、热毒蕴结型、阴虚邪恋型以及气血两虚型 4 种证型进行辨证治疗。

（1）湿热下注型

主症：肛门部肿痛、坠胀，漏下脓液黄白、稠厚，量多味臭，大便不畅，小便短赤，舌质红，苔黄腻，脉滑数或弦滑。

治则：清热解毒，除湿消肿。

方药：五味消毒饮加减。黄柏、丹皮、赤芍各 20 克，槐角、紫花地丁、生地、地榆炭、金银花各 15 克，川牛膝 9 克。大便秘结者加大黄、芒硝；小便短赤者加车前子、通草。

用法：每日 1 剂，水煎取汁，分早、晚服。

（2）热毒蕴结型

主症：外口闭合，伴有发热，烦渴欲饮，头昏痛，局部红肿热痛，大便秘结，小便短赤，舌质红，苔黄，脉弦数。

治则：清热解毒，透脓托毒。

方药：仙方活命饮加减。穿山甲、皂角刺各 15 克，乳香、没药、当归、赤芍、防风各 12 克，天花粉、金银花、蒲公英各 20 克，陈皮、车前子各 10 克，白芷、甘草各 6 克。大便秘结甚者加大黄、芒硝；发热明显者加石膏、知母、连翘。

用法：每日 1 剂，水煎取汁，分早、晚服。

（3）阴虚邪恋型

主症：外口凹陷，周围皮肤晦暗，脓水清稀，如米泔样，形体消瘦，潮热盗汗，心烦不寐，口渴，食欲不振，舌质红少津，苔薄少或无苔，脉细数。

治则：养阴托毒，清热利湿。

方药：青蒿鳖甲汤加减。青蒿 30 克，鳖甲 15 克，生地黄、知母、麦冬各 20 克，玄参、丹皮各 12 克，甘草 6 克。有虚热者加地骨皮、银柴胡；大便秘结者加火麻仁。

用法：每日 1 剂，水煎取汁，分早、晚服。

（4）气血两虚型

主症：肛瘘经久不愈，反复发作，溃口肉芽不鲜，脓水不多，形体消瘦，面色无华，气短懒言，唇甲苍白，纳呆，舌质淡，苔薄白，脉细弱无力。

治则：补益气血，托里生肌。

方药：十全大补汤加减。党参 24 克，白术、当归、茯苓各 15 克，川芎、熟地黄、白芍各 12 克，黄芪 20 克，肉桂 3

克，车前子、郁金各 10 克，炙甘草 6 克。纳少者加建曲、麦芽、焦山楂；气虚明显者加五味子、山药、大枣。脘痞腹胀者加陈皮、大腹皮、麦芽。

用法：每日 1 剂，水煎取汁，分早、晚服。

12 中医是如何认识肛裂的病因病机的？

咨询：我最近不仅大便干结难解，每次大便时还伴有出血、肛门部特别痛，经检查诊断为肛裂，正在服用中药汤剂治疗，我知道中医和西医不同，中医对肛裂的发病机制有独特的认识，请您给我讲一讲，**中医是如何认识肛裂的病因病机的？**

解答：正像您所知道的那样，中医和西医不同，中医对肛裂的发病机制有独特的认识。肛裂，中医称之为“钩肠痔”“裂痔”。在古代中医文献中虽没有肛裂之病名，但是对肛裂的发病原因、临床表现以及治疗方法都有比较详细的记载，认为此病属于“痔”的范畴。《外科大成》载曰：“钩肠痔，肛门内外有痔，折缝破烂，便如羊粪，粪后便血，秽臭大痛。”明确指出了疼痛、出血、便秘是肛裂的三大特征。《医宗金鉴》在痔疮篇中载曰：“肛门围绕折纹破裂，便结者，火燥也。”这些记载形象地描述了肛裂的表现，又概括说明了嗜食辛辣厚味之人，引起燥火结于肠内，灼伤津液，粪便坚硬干燥，难以排出，努挣则损伤肛门，是造成肛裂的主要原因。中医认为，肛裂的发生多由血热肠燥、湿热蕴结、血虚肠燥以及气滞血瘀所引发。

（1）血热肠燥：由于过食肥甘厚味，过饮烈酒，过服温热药物或补品，嗜食辛辣刺激性食物，或高热退后余热不清，以及感受风、火、燥、热邪气等，致使燥结于胃肠，灼伤津液，血热肠燥，肠道失润，使粪便坚硬干结，努挣损伤肛门而出现裂口，裂口因便秘而反复加深，久不愈合形成肛裂。

（2）湿热蕴结：素体肥胖，外感湿热邪气，嗜食醇酒肥甘以及辛辣刺激性食物，以致湿热蕴结胃肠，流注下焦，结于肛门局部，积而生痈，痈溃后久延不愈，发为肛裂。

（3）血虚肠燥：老年人、产妇以及贫血之人，血虚肠燥，不能下润大肠，致使大便秘结，复因排便时努挣，引起齿状线以下的肛门皮肤破裂，创口经久不敛，成为肛裂。

（4）气滞血瘀：生气恼怒，郁怒伤肝，肝木横克脾土，脾失健运之能，大肠通降失职，复因气血运行不畅，气滞血瘀，临厕时努挣损伤肛门，创口久不愈合，形成肛裂。

由上可以看出，各种原因引起的便秘，导致排便困难，临厕努挣，损伤肛管是引起肛裂的主要原因。此外炎症刺激，如肛门瘙痒、肛瘘、痔疮等都可导致肛裂，妇女产后肛管或会阴的损伤以及其他外伤也是引发肛裂的原因。

13 中医是怎样辨证治疗肛裂的？

咨询：我最近不仅大便干结难解，大便时肛门部还特别痛，经检查诊断为肛裂，医生说采取内外治相结合的方法，在局部涂敷马应龙痔疮膏的基础上，配合辨证分型应用中药汤剂治疗效果不错。请问**中医是怎样辨证治疗肛裂的？**

解答：肛裂的治疗应以止痛和促进溃疡面愈合为目的，根据肛裂发病机制和临床表现的不同，中医通常将其分为燥火内结型、湿热蕴结型以及血虚肠燥型3种证型进行辨证治疗。为了提高临床疗效，在采用内服中药汤剂治疗肛裂时，还应注意结合熏洗、涂敷等外治法，必要时还可采取手术治疗。

（1）燥火内结型

主症：大便秘结坚硬，二三日一行，大便时肛门剧痛，便后稍有减轻，继则持续疼痛数小时，甚至数日不减，鲜血随粪便点滴而下，裂口色红，常伴有腹部胀满，小便黄赤，口苦咽干，舌质红，苔黄燥，脉数。

治则：凉血润燥，止血止痛。

方药：凉血地黄汤加减。生地黄20克，当归、丹皮各12克，地榆炭、槐角、天花粉各15克，黄连、赤芍、生甘草各10克，枳壳、黄芩、荆芥各6克。便秘重者加大黄、火麻仁；便血明显者加仙鹤草、藕节。

用法：每日1剂，水煎取汁，分早、晚服。

（2）湿热蕴结型

主症：大便秘结或不爽，便后肛门呈周期性疼痛，时带鲜血，肛门坠胀，裂口溃疡呈棱形，伴有潜行瘘管，时流黄水脓液，舌质红，苔黄厚腻，脉弦滑。

治则：清热化湿，解毒通便。

方药：内疏黄连汤加减。黄连、大黄、薄荷、甘草各6克，滑石、黄芩、栀子、木香各9克，槟榔、连翘、车前子、当归各12克，乌药15克。湿重者加苍术、茯苓；大便出血者加侧柏炭、仙鹤草、地榆炭。

用法：每日1剂，水煎取汁，分早、晚服。

（3）血虚肠燥型

主症：大便燥结，便后肛门绵绵作痛，出血量少色淡，面色萎黄，裂口灰白，边缘不整齐，肛门前后有前哨痔及肥大乳头，查舌质淡，苔薄少，脉细数。

治则：养血生津，润肠通便。

方药：润肠汤加减。当归、生地黄、枳壳各12克，火麻仁、桃仁各15克，郁李仁、白芍各10克，甘草6克。津亏明显者加玄参、麦冬；血虚甚者加何首乌、熟地黄、阿胶；气血两虚者配服十全大补丸。

用法：每日1剂，水煎取汁，分早、晚服。

14 如何选用单方验方治疗痔疮？

咨询： 我最近总感觉肛门部坠胀不舒服，今天到医院就诊，经检查诊断为痔疮，我相信中医，知道中医治疗疾病方法多、不良反应少，听说单方验方治疗痔疮效果不错，准备选用单方或验方治疗。请问如何选用单方验方治疗痔疮？

解答： 确实像您所说的那样，中医治疗疾病方法多、不良反应少，单方验方治疗痔疮的效果不错，您患有痔疮，选用单方或验方治疗是可行的。

单方是指药味不多，取材便利，对某些病证具有独特疗效的方剂。单方治病在民间源远流长，享有盛誉，“单方治大病”之说几乎有口皆碑，深入人心，在长期的实践中，人们总结有众多的行之有效的治疗痔、瘘、裂、痈等临床常见的痔疮类疾病的单方，采用单方调治痔、瘘、裂、痈等临床常见的痔疮类疾病，方法简单易行，经济实惠，深受广大患者的欢迎。

验方是经验效方的简称。千方易得，一效难求，古今多少名医，毕其一生精力，在探求疾病的治疗中，反复尝试，反复验证，创造了一个个效验良方，此即验方。验方是医务界的同道在继承总结前人经验的基础上，融汇新知，不断创新，总结出的行之有效的经验新方。不断发掘整理名医专家治疗痔、瘘、裂、痈等临床常见的痔疮类疾病的经验效方，对于指导临床实践，提高临床疗效，无疑有举足轻重的作用。

单方验方治疗痔、瘘、裂、痈等临床常见痔疮类疾病的效果虽好，也只是中医调治疾病诸多方法中的一种，若能与手术、饮食药膳等其他治疗调养方法相互配合，采取综合性的治疗措施，其临床疗效可大为提高。需要说明的是，用于治疗痔、瘘、裂、痈等临床常见的痔疮类疾病的单方验方较多，它们各有其适用范围，由于患者个体差异和病情轻重不一，加之部分方剂还含有毒性药物，因此在应用单方验方时，一定要在有经验医师的指导下进行，做到根据病情辨病辨证选方用方，依单方验方的功效和适应证仔细分析、灵活运用，并注意随病情的变化及时调整用药，切忌生搬硬套。

15 治疗痔疮常用的内服类单方有哪些？

咨询： 我今年37岁，最近总感觉肛门部坠胀疼痛，今天到医院就诊，经检查诊断为痔疮，我知道单方也能治大病，听说有一些内服的中药单方，治疗痔疮的效果不错，准备试一试，请问治疗痔疮常用的内服类单方有哪些？

解答： 人们常说“单方治大病”，单方应用得当确实能治疗痔疮，缓解痔疮患者肛门部坠胀疼痛等诸多不适。在长期的实践中，人们总结有众多行之有效的治疗痔疮的内服用中药单方，下面选取几则常用者，从处方、用法、主治三方面予以介绍，供您参考。

处方一

处方：马齿苋 100 克，猪大肠 1 节（约 15 厘米）。

用法：将猪大肠洗净，之后把洗净切碎的马齿苋装入大肠内，两头扎好，放锅中，加入清水适量，煮至大肠熟烂，于晚饭前吃大肠并饮汤，每日 1 次，连吃数日。

主治：痔疮出血。

处方二

处方：金针菜、红糖各 120 克。

用法：将金针菜煎取汁液，加入红糖搅匀，温服之，每日 1~2 次。

主治：肛门肿痛。

处方三

处方：茄子适量。

用法：将茄子洗净，切成片状，烧成炭，研成细末，每次 10 克，每日 3 次，温开水送服，连服 10 日。

主治：痔疮出血。

处方四

处方：乌梅 15 克，槐花 12 克，五倍子、大黄各 5 克。

用法：每日 1 剂，水煎取汁，分早、晚 2 次服。

主治：一期内痔。

处方五

处方：大黄、槐角各 9 克，黄连 6 克，黄芩、升麻各 12 克。

用法：每日 1 剂，水煎取汁，分早、晚 2 次服。

主治：痔疮出血。

处方六

处方：木耳 30 克，砂糖 60 克。

用法：将泡发洗净的木耳与砂糖一同放入锅中，加入清水适量，煮熟后食用，每日 1~2 次。

主治：内痔、外痔、肛裂出现排便时疼痛、出血者。

处方七

处方：金银花 20 克，野菊花、蒲公英、紫花地丁、紫背天葵子各 15 克。

用法：每日 1 剂，水煎取汁，分早、晚 2 次服。

主治：肛周脓肿初起，外痔发炎，内痔嵌顿等。

处方八

处方：大黄、桃仁各 9 克，芒硝、桂枝、甘草各 5 克。

用法：每日 1 剂，水煎取汁，分早、晚 2 次服。

主治：痔疮肿痛，血栓形成等。

处方九

处方：陈醋 250 毫升，大枣 120 克。

用法：将大枣洗净放入锅中，加入陈醋煮大枣，待煮至醋干即成，分 2~3 次把枣吃完。

主治：痔疮脱出。

处方十

处方：猪皮 150 克，黄酒半碗，红糖 50 克。

用法：将猪皮洗净切碎，用黄酒加等量水煮猪皮，文火煮至猪皮熟透稀烂，加红糖调服，吃猪皮并饮汤，每日 1 剂，分两次服完，可连服数日。

主治：痔疮出血。

16 治疗痔疮常用的外用类单方有哪些？

咨询：我是个农民，平时喜欢吃辣椒，最近一段时间总感觉肛门部坠胀、疼痛，经检查诊断为痔疮，我知道局部外用药物治疗痔疮要比内服用药效果好，准备用局部外用的单方调理一下。请问治疗痔疮常用的外用类单方有哪些？

解答：的确，有些局部外用的单方治疗痔疮的效果不错，您患有痔疮，用局部外用的单方调理是可以的。下面介绍几则常用的治疗痔疮的局部外用单方，供您选用。

处方一

处方：金钱草 50 克，败酱草、鱼腥草各 30 克。

用法：上药加水 3000 毫升，煎煮 20 分钟左右，趁热先熏肛门部，后坐浴，每次约 20 分钟，坐浴后用软纱布轻轻按摩外痔 5 分钟，每日 2 次。

主治：血栓性外痔。

处方二

处方：鱼腥草、马齿苋各 9 克，槐花 18 克，五倍子 6 克。

用法：取上药 1 剂，水煎去渣取汁，趁热先熏后洗肛门部，每日 2 次，连续熏洗 5~7 日，使脱出的内痔回纳。

主治：内痔。

处方三

处方：木鳖子适量，米醋少许。

用法：将木鳖子在米醋中磨（盛器要粗糙比较好磨）取浓汁，涂搽外痔，连续涂数次。

主治：外痔肿痛。

处方四

处方：芒硝 30 克，冰片 10 克，猪胆汁适量。如痔疮表面有溃疡或分泌物多者加白矾 10 克。

用法：先将芒硝、冰片研为细末（必要时加白矾），再用猪胆汁调成糊状，外敷于痔疮上，用纱布棉垫覆盖，胶布固定，每日早、晚各敷 1 次。

主治：痔疮发炎肿痛。

处方五

处方：天花粉、冰片、儿茶各 10 克。

用法：先将天花粉、儿茶研细，再加冰片共研，混匀，用时把药末撒匀于一张纸上，上盖一层纱布，置于热炕或电热毯上，患者裸露臀部盘坐其上，使会阴部紧贴纱布，每日 1 次，每次 20 分钟。

主治：痔疮。

处方六

处方：鱼腥草、马齿苋各 30 克，白头翁 15 克。炎性外痔加蒲公英；血栓外痔加芒硝；内痔嵌顿加大黄、苏木；肛门湿疹加苦参、蛇床子；肛门术后水肿加萹蓄、明矾。

用法：取上药 1 剂，加入清水适量，煎取汁液，趁热先熏后洗、温热坐浴 20~30 分钟，每日 1 次。

主治：炎性外痔，血栓性外痔，内痔嵌顿，肛门湿疹，肛门术后水肿。

处方七

处方：白矾 40 克，芒硝 80 克，冰片 4 克。

用法：将上药共为细末，过 100 目筛，用时将上药倒入 2000 毫升 50℃左右热水中，搅拌使药物充分溶解，患者排便后坐浴，每次 15~20 分钟，同时轻轻按摩局部，每日 2~3 次，3 日为 1 个疗程。

主治：痔疮。

处方八

处方：紫荆皮、地榆、半枝莲、芒硝各 15 克。

用法：上药加水 1000 毫升，煎至 500 毫升，每次取 250 毫升，加热水 250 毫升，先熏后洗患部，每次 20 分钟，每日早、晚各熏洗 1 次。

主治：痔疮。

《处方九》

处方：石榴皮 60 克，明矾 15 克。

用法：取上药 1 剂，加入清水适量，煎取汁液，趁热熏洗肛门部，每日早、晚各 1 次。

主治：痔疮脱出。

《处方十》

处方：冬青树叶 60 克。

用法：将冬青树叶洗净，放入砂锅中，加入清水适量，煎取汁液，趁热熏洗肛门部，每日早、晚各 1 次，连用数日，至肿物逐渐缩入。

主治：痔疮脱出。

17 治疗痔疮常用的验方有哪些?

咨询： 我最近一段时间总感觉肛门部坠胀疼痛，大便时还时常带血，今天到医院就诊，经检查诊断为痔疮，我相信中医，准备用中医的方法治疗，听说中医有很多治疗痔疮的验方效果不错，请问治疗痔疮常用的验方有哪些?

解答： 用于治疗痔疮的验方确实有很多，如果恰当使用的话，效果不错。需要注意的是，每个验方都有其适用范围，选用验方一定要由有经验的医师指导，切不可自作主张、生搬硬套，以免引发不良事件。下面给您介绍几则治疗痔疮的验方，您可咨询一下当地的医生，看是否可以选用。

（1）消痔汤

药物组成：血竭 15 克，当归、赤芍、秦艽、地榆、茯苓、忍冬藤、槐花、泽泻各 12 克，桃仁、大黄、侧柏叶各 10 克，甘草 5 克。合并发热者加金银花、连翘各 12 克；痔核肿大者茯苓加至 20 克；痔核破溃糜烂感染者去茯苓，加土茯苓 15 克；出血量多者地榆改地榆炭 20 克。

应用方法：每日 1 剂，水煎服，同时配合肛门局部热水坐浴和普济痔疮栓肛内给药治疗，5 天为 1 个疗程，疗效不佳者配合手术治疗。

功能主治：活血化瘀，清热除湿，凉血止血，消肿止痛。主治痔疮。

（2）止血汤

药物组成：槐花 20 克，地榆、荆芥（炒）各 15 克，枳壳、防风、当归、黄芩各 12 克。大便稠臭，泻而不爽，舌苔黄脉滑数者，加黄柏、苍术各 9 克，以清热利湿；大便溏稀，脘腹胀闷，舌苔白，脉弱者，加白术 30 克，茯苓、党参各 15 克，以补益脾胃；腹痛肠鸣，脘腹痞满，大便臭如败卵者，加焦三仙、莱菔子各 15 克，以消食导滞；少气懒言，肛内包块脱出不易回纳，舌质淡，脉弱者，加补中益气汤化裁；贫血日久，面色萎黄或苍白，神疲乏力等血虚证，可加四物汤加减；大便干燥，排便困难，便时肛门疼痛，可加麻仁汤加减。

应用方法：每日 1 剂，水煎取汁，分早、晚服，同时配合长效止血栓 1 枚纳肛，每日 1 次。

功能主治：清肠疏风，凉血止血。主治内痔出血。

（3）地榆汤

药物组成：地榆、茜草根各 20 克，黄连、山栀子、茯苓、槐角、柴胡、槐花、槐实各 15 克，泽泻、薏苡仁各 10 克。大便秘结者加大黄 10 克，以泄热通腑；出血量多者加熟地黄、大枣、阿胶各 15 克，以补血养阴；疼痛甚者加延胡索 15 克，以祛瘀止痛；肿胀明显者加青皮、陈皮各 12 克，以理气消胀。

应用方法：每日 1 剂，水煎服，同时配合外涂“螺矾汁”（把活的田螺外壳洗净，用清水漂养 1 天，使其吐尽泥沙，然后以针刺破，加入少许白矾末，过一夜后除去田螺壳，用棉签蘸汁涂患处，每日 7~8 次）和挑刺法（在自然光线下，患者取坐位，局部常规消毒后，操作者一手提患者上嘴唇，另一手用三棱针刺破唇系带中间的白点，挤出白色脓样液汁，首次治疗时针刺 1 次，未愈者在第 2 疗程时再刺 1 次），7 天为 1 个疗程，未愈者休息 5 天再进行第 2 个疗程。

功能主治：清化湿热，凉血止血。主治痔疮。

（4）防风秦艽汤

药物组成：防风、秦艽、当归、苍术、白芷、槐花、地榆各 12 克，生地黄、白芍、川芎、黄芩、连翘、枳壳、槟榔、甘草各 9 克，栀子 6 克。血栓形成者加桃仁、红花各 9 克，泽兰 12 克；炎性水肿者加皂角刺、甲珠各 9 克，黄柏 12 克；大便秘结者加火麻仁 20 克，郁李仁 15 克，甚者加大黄 10 克；疼痛明显者加乳香、没药各 10 克，延胡索 12 克；便血甚者加天花粉 15 克，侧柏叶 12 克。

应用方法：上药加水 500 毫升，浸泡 15 分钟，每次煎煮 30 分钟，取汁 300 毫升温服。每日 1 剂，分 3 次服。用药期间勿食辛辣刺激性食物，保持大便通畅，必要时口服缓泻剂，配合外用黄连膏、消炎止痛栓和洗痔液，以活血化瘀、消肿止痛、杀虫止痒。7 天为 1 个疗程。

功能主治：清热解毒，行气利湿，消肿止痛，凉血止血，润肠通便。主治痔疮。

（5）活血祛瘀止痛方

药物组成：红花、秦艽、延胡索、乳香、没药、赤芍、木通、泽泻、白芷各 15 克，桃仁 20 克，牛膝、丹皮、皂荚、制大黄各 10 克。属燥热者加麦冬、玄参、瓜蒌仁、火麻仁等；伴便血者去红花、桃仁、赤芍，加地榆、仙鹤草；属湿热者加滑石、黄柏、薏苡仁；瘀血甚者加三棱、莪术；热毒明显者加金银花、紫花地丁、蒲公英等。

应用方法：每日 1 剂，水煎取汁，分 2 次服，5 天为 1 个疗程，共治疗 2 个疗程。

功能主治：清热燥湿解毒，活血化瘀，消肿止痛，凉血止血。主治痔疮。

18 治疗肛周脓肿常用的验方有哪些?

咨询：我最近几天总感觉肛门周围胀痛不舒服，经检查诊断为肛周脓肿，医生建议手术治疗，我恐惧手术，听说有些验方治疗肛周脓肿的效果不错，准备试一试，但不清楚有哪些验方，请问治疗肛周脓肿常用的验方有哪些?

解答：肛周脓肿的治疗分为非手术治疗和手术治疗两大类。除手术治疗外，常用的治疗肛周脓肿的方法主要有内治法、涂敷法、熏洗法等。有一些验方治疗肛周脓肿的效果确实不错，您患有肛周脓肿，用验方进行治疗是可行的。下面介绍几则治疗肛周脓肿常用的验方，您可以在医生的指导下选择使用。

（1）消痈饮

药物组成：金银花、蒲公英、赤芍各 30 克，白芷、皂角刺、当归尾、川牛膝各 15 克，天花粉 18 克，穿山甲、川贝母各 10 克，制乳香、制没药各 9 克，陈皮 12 克，甘草 6 克。

应用方法：上药加水浸泡 1 小时，头煎加酒 1 两，武火煮沸后改用文火煎煮 20 分钟，取汁液 150 毫升，二煎取汁液 100 毫升，两汁相混后分早、晚二次服。药渣加水 1500 毫升，煮沸后再煮 5 分钟取汁，趁热先熏后洗肛门部，每次 30 分钟，每日 2 次。6 日为 1 个疗程。

功能主治：清热解毒，活血消肿，散结祛瘀。主治肛周脓肿。

（2）自拟消痈汤

药物组成：金银花、紫花地丁、蒲公英、穿山甲各 15 克，乳香、没药、当归、赤芍、漏芦、川贝母、川牛膝各 12 克，天花粉 20 克，陈皮、白芷、防风各 10 克，甘草 5 克。痛甚者加连翘；血热者加丹皮；便秘者加大黄。

应用方法：取上述诸药放入药锅中，加冷水 500 毫升，浸泡片刻，用武火煮沸后改用文火煎煮 15 分钟，滤出药汁留用，另取 300 毫升冷水倒入药锅中，仍用同法煎煮提取药汁，并与前次之药汁混合后分成两份，早、晚饭后 1 小时各服 1 份。同剂药再分别两次加水各 1000 毫升，煎取药汁，分早、晚肛门部坐浴 15~20 分钟。每日 1 剂，连用 10 日，同时使用抗生素。

功能主治：清热解毒，消肿散结，活血止痛。主治早期肛周脓肿。

（3）加减仙方活命饮

药物组成：金银花 15 克，防风、浙贝母、当归尾、炒皂角刺、炙穿山甲各 9 克，赤芍、天花粉 10 克，白芷、乳香、没药、陈皮、甘草各 6 克。

应用方法：取上药 1 剂，加水 1500 毫升，先武火再文火煎沸 30 分钟；第 2 次加水 1000 毫升，白酒 50 毫升，再煎沸 20 分钟。两次共取汁 300 毫升，分 2 次温服，每日 1 剂。

功能主治：清热解毒，消肿溃坚，活血止痛。主治肛周脓肿。

（4）五味消毒透脓合剂

药物组成：金银花 15 克，野菊花、蒲公英、紫花地丁、黄芪各 12 克，皂角刺 10 克，炮穿山甲 6 克，川芎、当归各 9 克，甘草 3 克。

应用方法：每日 1 剂，水煎取汁，分早、晚 2 次服，5 天为 1 个疗程，连续服药 2 个疗程。同时给予静脉滴注敏感抗生素，雷夫努尔纱条局部常规换药。

功能主治：清热解毒，活血消肿，透脓散结。主治肛周脓肿术后。

（5）仙方活命合五味消毒加减方

药物组成：金银花、野菊花、蒲公英、连翘各 30 克，防风、白芷、当归尾、穿山甲、皂角刺各 10 克，天花粉、赤芍、浙贝母各 15 克，陈皮、乳香、没药、生甘草 6 克。口渴烦热者重用天花粉，加生地黄、玄参；初起肿块范围不大未化脓时可去穿山甲、皂角刺；脾虚纳差者去乳香、没药；便秘者加大黄、枳实。

应用方法：每日1剂，水煎2次，分早、晚服，3天为1个疗程，一般服用2~4个疗程，同时配合祛毒汤洗剂（马齿苋、瓦松、甘草各15克，川文蛤、川椒、苍术、防风、葱白、枳壳、侧柏叶各10克，芒硝30克）熏洗坐浴。对于晚期或感染较重的患者需配合局部切开排脓术或结合挂线疗法，术后继续服用上方（去穿山甲、乳香、没药，加当归、黄芪）。

功能主治：清热解毒，活血化瘀。主治肛周脓肿。

19 治疗肛瘘常用的验方有哪些？

咨询：我今年34岁，最近左侧肛门部时常起包、流脓水，疼痛、瘙痒不舒服，今天到中医院就诊，经检查诊断为肛瘘，听说有一些验方治疗肛瘘的效果不错，我准备试一试。请问治疗肛瘘常用的验方有哪些？

解答：正像您听说的那样，有一些验方治疗肛瘘的效果不错。您患有肛瘘，用验方治疗是可行的。下面介绍几则治疗肛瘘常用的验方，您可咨询一下当地的医生，看是否可以选用。

（1）愈康洗液

药物组成：紫草、五倍子、苦参、黄柏、黄芩各20克，熟石膏30克，大黄、槟榔、地榆、白芷各15克。

应用方法：取上药1剂，加水1500毫升，煎取汁液，待水温适宜时熏洗坐浴，通常术后第 2 天开始用愈康洗液先熏后洗，每次 20~30 分钟，每日 1 次，直至创面完全愈合。泡洗时注意一定要将创面浸入药液内，熏洗后用马应龙痔疮膏换药外加无菌纱布覆盖固定。

功能主治：清热燥湿，活血祛瘀，生肌敛疮，消肿止痛。主治肛瘘。

（2）芪榆油纱布

药物组成：生黄芪 120 克，生地榆、当归尾各 60 克，丹参、紫草、白及、乳香、没药、血竭各 30 克。

应用方法：将上述各药纳入 1000 克芝麻油中浸泡 24 小时，将油煮沸，用文火将上药炸枯后弃渣，双层纱布过滤，取过滤液，倾入敷料（事先将纱布做成大、中、小敷料块放入专用盒内），以纱布浸透油液不下滴为度，然后高压灭菌 30 分钟备用。治疗时术前备皮，术中采用骶管或连续硬膜外麻醉后，行肛瘘切除术，均修剪创缘，使切口呈下窄上宽的“V”字形，以便引流通畅。手术切口均不缝合，术后创面常规消毒后，再用芪榆油纱布填塞创面基底，每日换药 1 次，直至创面愈合。

功能主治：益气活血，祛腐生肌。主治肛瘘。

（3）托里消毒饮

药物组成：黄芪、蒲公英、紫花地丁、生地黄各 15 克，金银花、连翘、白术、赤芍、白芷、茯苓、当归各 10 克，甘草 3 克。大便硬兼里热证者加栀子；发热脓多者加黄连、黄柏。

应用方法：手术治疗均采用低位肛瘘切开术加高位肛瘘挂线术，并用化腐散外敷创口，1 周后拆线，术后均不使用影响创口愈合的药物。在上述治疗的基础上应用中药，每日 1 剂，水煎取汁 300 毫升，分 2 次服。同时结合口服诺氟沙星胶囊(每次 0.1 克，每日 3 次）、甲硝唑片（每次 0.2 克，每日 3 次）。

功能主治：托毒祛腐生肌，凉血活血止痛，清热解毒除湿。主治肛瘘。

（4）肛瘘术后熏洗方

药物组成：苦参 20 克，五倍子、乳香、没药、黄芪、当归各 15 克，人参、血竭各 10 克。

应用方法：上述药物加水 2000 毫升，煮沸 20 分钟后倒入盆中，放入冰片、硼砂各 10 克，肛门局部置于盆上方熏蒸 20 分钟，待药液温度适宜时臀部坐浴 20 分钟。每日早、晚各熏洗 1 次，7 日为 1 个疗程，连用 3 个疗程。自肛瘘术后第 1 次排便后即开始熏洗，同时在熏洗后的创面外涂康复新溶液及生肌玉红膏。

功能主治：益气补血，清热燥湿，消肿止痛，收敛生肌。主治肛瘘。

（5）仙方活命饮加减方

药物组成：黄芪、金银花、生地黄各 15 克，当归、白芷、浙贝母、黄柏、地榆、赤芍、连翘、牛膝各 10 克，乳香、没药各 6 克，甘草 3 克。痛减者去乳香、没药；出血者加三七 5 克；便结者加火麻仁 20 克；小便不利者加茴香、车前子各 15 克。

应用方法：采取中西医结合的方法，在常规肛瘘切开术和挂线术的基础上配合内服中药，每日 1 剂，水煎取汁，术后当天开始服用。口服诺氟沙星胶囊（每次 0.2 克，每日 4 次）、甲硝唑片（每次 0.2 克，每日 4 次），如有结核病史者加服异烟肼（每次 0.2 克，每日 3 次），疼痛者口服酮咯酸氨丁三醇 10 毫克，便秘者口服大黄苏打片（每次 1.2 克，每日 3 次）。10 天为 1 个疗程。同时便后用 0.01% 高锰酸钾液坐浴，橡皮筋脱落后创口用自拟化腐膏（煅石膏、当归、白芷各50克，红升丹45克，血竭60克，冰片15克，上药共研为细末，加凡士林80%，调配成膏剂，每次取适量外敷）外敷以化腐生肌。

功能主治：托毒排脓生肌，凉血止痛。主治肛瘘。

20 治疗肛裂常用的验方有哪些？

咨询：我最近不仅大便干结难解，每次大便时还都伴有出血、肛门部特别痛，今天到医院就诊，经检查诊断为肛裂，医生建议外涂马应龙痔疮膏。我听说有些验方治疗肛裂的效果不错。请问治疗肛裂常用的验方有哪些？

解答：用于治疗肛裂的验方有很多，如果恰当使用的话，效果确实不错。下面给您介绍几则治疗肛裂常用的验方，供您参考。

（1）润肠通便汤

药物组成：火麻仁、肉苁蓉、槐花、地榆、仙鹤草、黄芩、延胡索各10克，炒白芍15克，白术20克，木香、生地黄各9克，甘草5克。

应用方法：每日1剂，水煎取汁，分早、晚2次服。

功能主治：养阴润燥，泄热通便，凉血止痛。主治肛裂便秘。

（2）止痛润肠汤

药物组成：白芍、生地黄各60克，玄参、麦冬各20克，延胡索（醋炒）、甘草各30克。

应用方法：上药水煎取汁代茶饮，全方煎汁500毫升，每次饮用50毫升，每日3次，15天为1个疗程。同时应用外用药，以红霉素软膏配以锡类散。

功能主治：行气活血止痛，润肠通便。主治肛裂为主的肛门部疼痛。

（3）增液汤加减方

药物组成：玄参、生地黄各15克，麦冬20克。若服后大便仍不下者，可适当加用生大黄、芒硝。

应用方法：每日1剂，水煎2次，分早、晚服，每次加水500毫升，煎至150毫升，连服1周为1个疗程。

功能主治：养阴增液，润肠通便。主治血热肠燥型肛裂。

（4）自拟清热通便汤

药物组成：玄参60克，生地黄、白术、白芍各30克，枳实、升麻、甘草各10克。

应用方法：每日1剂，水煎2次，共取汁600毫升，分早、晚2次服，同时配合清肛消痔洗剂（由防风、大黄、黄柏、苦参、枳壳、花椒组成）100毫升，加热水1500毫升，大便后坐浴20分钟，7天为1个疗程。治疗期间忌食辛辣之品，戒除饮酒。

功能主治：滋阴清热，行气通便，解痉止痛。主治肠道实热型便秘合并急性肛裂。

（5）补肾润肠通便方

药物组成：肉苁蓉20克，当归15克，熟地黄、何首乌、枳壳各12克，升麻6克，泽泻、牛膝各10克。血虚重者加阿胶，重用熟地黄至20克；气虚重者加人参、黄芪；津液亏损重者加沙参、白芍、知母；食积重者去熟地黄、枳壳，加枳实、焦山楂；痛甚者加乳香、没药；出血多者加血余炭。

应用方法：每日 1 剂，水煎取汁计 500 毫升，分早、晚 2 次服。同时配合中药液坐浴（基本方为五倍子 20 克，芒硝 30 克，川椒 6 克，秦艽、蛇床子各 15 克，槐花、马齿苋、荆芥各 13 克），每日 2 次，外敷九华膏、生肌玉红膏等（每次坐浴后局部换药外敷）。

功能主治：补肾养血，润肠通便。主治产后肛裂。

21 如何正确煎煮中药汤剂？

咨询： 我最近总感觉肛门部坠胀不舒服，大便时还时常带血，经检查诊断为痔疮，我相信中医，准备用中药调治，听说煎煮中药很有讲究，如果煎煮的方法不当，即使再好的中药也难以取得满意的疗效。请问**如何正确煎煮中药汤剂？**

解答： 汤药是临床最常采用的中药剂型，正像您听说的那样，煎煮汤药的方法直接影响药物的疗效。为了保证临床用药能获得预期的疗效，煎煮中药汤剂必须采用正确的方法。要正确煎煮中药，应注意以下几点：

（1）煎药器具的选择：煎煮中药最好选择砂锅、砂罐，因其不易与药物成分发生化学反应，并且导热均匀，传热较慢，保暖性能好，可慢慢提高温度，使药内有效成分充分释放到汤液中来。其次也可选用搪瓷制品。煎煮中药忌用铁、铜、铝等金属器具。

（2）煎药用水的选择：煎药用水必须无异味、洁净、澄清，含无机盐及杂质少，以免影响口味、引起中药成分的损失或变化。

（3）煎煮时加水多少：煎药用水量应根据药物的性质、患者的年龄及用途而定。加水量应为饮片吸水量、煎煮过程中蒸发量以及煎煮后所需药液量的总和。一般用水量为将饮片适当加压后，液面淹没过饮片约 2 厘米为宜。质地坚硬、黏稠或需要久煎的药物，加水量可比一般药物略多；质地疏松或有效成分容易挥发、煎煮时间较短的药物，则液面淹没药物即可。

（4）煎煮前如何浸泡：中药饮片煎前浸泡，既有利于有效成分的充分溶出，又可缩短煎煮时间。多数药物宜用冷水浸泡，一般药物可浸泡 20~30 分钟，以果实、种子为主的药可浸泡 1 小时左右。夏季气温较高时，浸泡的时间不宜过长，以免腐败变质。

（5）煎煮的火候和时间：煎煮中药的火候和时间应根据药物的性质和用途而定。煎一般药宜先武火后文火，即未沸前用大火，沸后用小火保持微沸状态。解表药及其他芳香性药物，一般用武火迅速煮沸，之后改用文火维持 10~15 分钟即可。有效成分不易煎出的矿物类、骨角类、贝壳类、甲壳类药及补益药，一般宜文火久煎，通常是沸后再煎 20~30 分钟，以使有效成分充分溶出。第二煎则通常较第一煎缩短 5~10 分钟。

（6）如何榨渣取汁：汤剂煎成后应榨渣取汁，因为一般药物加水煎煮后都会吸附一定的药液，同时已经溶入药液的有效成分可能被药渣再吸附。如药渣不经压榨取汁就抛弃，会造成有效成分的损失。

（7）煎煮的次数：煎药时药物有效成分首先会溶解进入药材组织的水溶液中，然后再扩散到药材外部的水溶液中，到药材内外溶液的浓度达到平衡时，因渗透压平衡，有效成分就不再溶出了，这时只有将药液滤出，重新加水煎煮，有效成分才能继续溶出。为了充分利用药材，避免浪费，使药物有效成分充分溶出，每剂中药不可煎 1 次就弃掉，最好是煎两次或三次。

（8）入药方法：一般药物可以同时入煎，但部分药物因其性质、性能及临床用途的不同，所需煎煮的时间不同，所以煎煮中药汤剂还应讲究入药的方法，以保证药物应有的疗效。入药方法有先煎、后下、包煎、另煎、烊化及冲服等。

先煎：凡质地坚硬、在水里溶解度小的药物，如矿物类的磁石、寒水石，贝壳类的牡蛎、石决明等，应先入煎一段时间，再纳入其他药物同煎；川乌、附子等药，因其毒性经久煎可以降低，也应先煎，以确保用药安全。

后下：凡因其有效成分煎煮时容易挥发、扩散或破坏而不耐煎煮者，如发汗药薄荷、荆芥，芳香健胃药白蔻仁、茴香，以及大黄、番泻叶等宜后下，待他药煎煮将成时投入，煎沸几分钟即可。大黄、番泻叶等药有时甚至可以直接用开水冲泡服用。

包煎：凡药材质地过轻，煎煮时易飘浮在药液面上，或呈糊状，不便于煎煮及服用者，如蒲黄、海金沙等，应用布包好入煎。药材较细，又含淀粉、黏液质较多的药，如车前子、葶苈子等，煎煮时容易粘锅、糊化、焦化，也应包煎。有些药材有毛，对咽喉有刺激性，如辛夷、旋覆花等，也要用纱布包裹入煎。

另煎：人参等贵重药物宜另煎，以免煎出的有效成分被其他药渣吸附，造成浪费。

烊化：有些药物，如阿胶、蜂蜜、饴糖等，容易黏附于其他药物的药渣中或锅底，既浪费药物，又容易焦煳，宜另行烊化后再与其他药汁兑服。

冲服：入水即化的药，如竹沥等汁性药物，宜用煎好的其他药液或开水冲服。价格昂贵的药物，不易溶于水及加热易挥发的药物，如牛黄、朱砂、琥珀等，也宜冲服。

22 如何选择治疗痔疮的中成药？

咨询： 我今年 34 岁，患痔疮已有一段时间，正在服用中药汤剂，效果不错，可天天煎煮中药不太方便，准备改用中成药，听说治疗痔疮的中成药有很多，选择使用也有讲究，请问如何选择治疗痔疮的中成药？

解答： 用于治疗痔疮的中成药的确有很多，它们各有不同的使用范围，临床上如何选择使用，直接关系到治疗效果，作为痔疮患者，了解一些这方面的知识很有必要。

通常情况下，痔疮患者应根据医生的医嘱选择使用中成药，在选用中成药前，首先要仔细阅读说明书，了解其功效和主治，之后根据具体的病情，有的放矢地使用。

（1）医生指导：虽然相对西药而言中成药的毒副作用要低得多，但是由于中成药有其各自的功效、适应证，若药不对症，不仅无治疗作用，反而会加重病情，甚至引发不良反应，因此痔疮患者在选用中成药时，一定要请教一下医生，在医生的指导下选用。

（2）阅读标签：大凡中成药，在其外包装上都有标签，有的还有说明书，不论是标签还是说明书，其上面都能提供该药的功效、适应证、用法用量、注意事项等，仔细阅读中成药上面的标签和说明书，对正确选用中成药大有好处。

（3）辨病选药：即根据痔、瘘、裂、痈等临床常见的痔疮类疾病的诊断选药，这些药物一般无明显的寒热偏性，只要诊断为痔疮类疾病，辨明是痔、瘘、裂、痈等，就可根据情况选择应用。

（4）辨证选药：即根据痔、瘘、裂、痈等临床常见的痔疮类疾病患者的发病机制和临床表现的不同，通过辨证分型，确立相应的治则，之后根据治疗原则选取中成药。绝大多数中成药是针对不同证型而设的，只有用于适宜的证型才能发挥最好的疗效。要做到辨证选药，既要了解药性，也要清楚中成药的药物组成、功能主治，还要掌握辨证论治的方法。

（5）综合选药：即综合考虑痔、瘘、裂、痈等临床常见的痔疮类疾病患者的病、证、症来选择适宜的中成药。有时患者可表现为多种证型的复杂情况，且症状也较突出，故要选用两种或几种药物进行治疗。随着治疗的进展，证、症均会发生改变，治疗选药也要作相应的调整。

23 治疗痔疮常用的内服类中成药有哪些？

咨询： 我最近一段时间大便时常带血，肛门部有异物感，很不舒服，今天到医院就诊，经检查诊断为痔疮，听说有一些内服中成药治疗痔疮的效果不错，请您给我讲一讲，治疗痔疮常用的内服类中成药有哪些？

解答： 用于治疗痔疮的内服中成药有很多，它们各有不同的适用范围，下面选取临床较常用者，逐一给您介绍，但您要切记，如果要用的话，一定要在医生的指导下选用，以免引发不良事件。

（1）槐角丸

药物组成：槐角、地榆、黄芩、枳壳、当归、防风。

功能主治：清热疏风，凉血止血。用于肠风便血，痔疮肿痛。

用法用量：每次1丸(每丸9克)，每日2次，温开水送服。

注意事项：孕妇禁用，对本品过敏者禁用，服药期间禁食辛辣食物。

（2）消痔丸

药物组成：地榆、丹皮、三棵针皮、大黄、黄芪、白及、槐角、防己、白术、当归、火麻仁、动物大肠。

功能主治：消肿生肌，清热润肠，补气固脱，止血止痛。用于痔疾肿痛，便秘出血，脱肛不收及肠风下血，积滞不化等。

用法用量：每次 1 丸(每丸 9 克)，每日 3 次，温开水送服。

注意事项：孕妇慎用。

（3）化痔丸

药物组成：何首乌、地榆、槐花炭、侧柏炭、黄芩、枳壳。

功能主治：润肠，止血，补虚。用于大便干燥，内痔出血，大便滴血以及贫血引起的头昏、四肢无力等。

用法用量：每次 1 丸（每丸 6 克），每日 2~3 次，温开水送服。

注意事项：孕妇禁用，服药期间禁食辛辣燥热及油炸煎炒之食物。

（4）痔速宁片

药物组成：白蔹、槐花、五倍子、黑豆、猪胆膏。

功能主治：解毒消炎，止痛止血，消肿通便，收缩痔核。用于内痔，外痔，混合痔，肛裂等。

用法用量：每次 4 片（每片 0.3 克），每日 3 次，温开水送服。

注意事项：孕妇禁用，对本品过敏者禁用，服药期间禁食辛辣食物。

（5）化痔灵片

药物组成：黄连、琥珀、苦地胆、三七、五倍子、猪胆汁膏、石榴皮、枯矾、雄黄、槐花、乌梅、诃子。

功能主治：凉血，收敛，消炎。用于内痔、外痔、混合痔。

用法用量：每次 4~6 片（每片 0.3 克），每日 3 次，温开水送服。

注意事项：孕妇禁用，服药期间禁食辛辣食物。

（6）疗痔胶囊

药物组成：地榆、黄连、土大黄等。

功能主治：清热燥湿，收敛止血。用于湿热蕴结所致之内痔出血，外痔肿痛等。

用法用量：每次3粒（每粒0.5克），每日3次，温开水送服。

注意事项：孕妇忌用，脾胃虚弱者慎用。

（7）地榆槐角丸

药物组成：地榆、槐角、槐花、大黄、黄芩、生地黄、当归、赤芍、红花、防风、荆芥穗、枳壳。

功能主治：疏风凉血，泄热润燥。用于脏腑实热，大肠火盛，肠风便血，痔疮瘘疮，湿热便秘，肛门肿痛等。

用法用量：每次1丸(每丸9克)，每日2次，温开水送服。

注意事项：孕妇禁用，对本品过敏者禁用，服药期间禁食辛辣食物。

（8）槐角地榆丸

药物组成：槐角、枳壳、地榆、栀子、生地黄、白芍、荆芥、椿皮、黄芩。

功能主治：清热止血，消肿止痛。用于大便下血，大肠积热，痔疮肿痛。

用法用量：每次1丸(每丸10克)，每日2次，温开水送服。

注意事项：孕妇禁用，对本品过敏者禁用，服药期间禁食辛辣食物。

（9）六味消痔片

药物组成：薯莨、槐角、决明子等。

功能主治：清热消肿，收敛止血。用于湿热淤积引起的一期、二期内痔，症见痔核脱垂，水肿糜烂，滴血射血，肛门坠胀等。

用法用量：每次 6 片（每片 0.3 克），每日 3 次，温开水送服。

注意事项：孕妇禁用，服药期间禁食辛辣食物。

（10）九味痔疮胶囊

药物组成：芦根、地榆、虎杖、黄连、桑寄生、无花果叶、大黄、菊花、鸡子白。

功能主治：清热解毒，燥湿消肿，凉血止血。用于湿热蕴结所致之内痔出血，外痔肿痛等。

用法用量：每次 5~6 粒（每粒 0.4 克），每日 3 次，温开水送服。

注意事项：孕妇禁用，服药期间禁食辛辣食物。

24 治疗痔疮常用的外用类中成药有哪些？

咨询：我最近总感觉肛门部坠胀不舒服，经检查诊断为痔疮，我知道局部外用药物治疗痔疮可使药物的作用直达病所，比内服用药的效果要好，听说用于治疗痔疮的外用类中成药有很多。请问**治疗痔疮常用的外用类中成药有哪些**？

解答：的确，局部外用药物治疗痔疮可使药物的作用直达病所，比内服用药的效果要好。下面介绍一些治疗痔疮常用的外用类中成药，供您参考。

（1）化痔栓

药物组成：苦参、黄柏、洋金花、冰片、次没食子酸铋。

功能主治：止血，止痛，消炎，解毒，收敛。用于内痔、外痔、混合痔。

用法用量：肛门用药。每次 1 枚（每枚重 1.4 克），每日 1~2 次，置于肛门内 2~2.5 厘米深处。

注意事项：禁食辛辣食物。

（2）消痔栓

药物组成：龙骨、轻粉、冰片、珍珠。

功能主治：收敛，消肿，止痛，止血。用于内痔、外痔、混合痔。

用法用量：肛门用药。每次 1 枚（每枚重 2 克），每日 1 次，洗净肛门部，将药塞入。

注意事项：孕妇禁用，对本品过敏者禁用，禁食辛辣食物。

（3）痔疮栓

药物组成：柿蒂、大黄、冰片、芒硝、田螺壳、橄榄核。

功能主治：清热通便，止血，消肿止痛，收敛固脱。用于各期内痔、混合痔之内痔部分以及轻度脱垂等。

用法用量：直肠给药。每次 1 枚（每枚重 2 克），每日 2~3 次，洗净肛门，将药塞入。使用前可以花椒水或温开水坐浴，7 天为 1 个疗程，或遵医嘱。

注意事项：孕妇禁用，对本品过敏者禁用，禁食辛辣食物。

（4）痔疾洗液

药物组成：忍冬藤、苦参、黄柏、五倍子、地瓜藤、蛇床子。

功能主治：清热解毒，燥湿收敛，消肿止痛。用于湿热蕴结所致之外痔肿痛。

用法用量：外用。取药液1瓶（每瓶125毫升），加8倍量沸水，趁热熏肛门部，待药液温度适宜后再坐浴20分钟，每日早、晚各1次。重症患者坐浴后另用本品涂擦患处。

注意事项：本品为外用药，禁止内服。对本品过敏者禁用，禁食辛辣食物。用药3天症状无缓解者应及时到医院就诊。

（5）痔疮外洗药

药物组成：芒硝、花椒、防风、黄连、鱼腥草、五倍子、甘草。

功能主治：祛毒止痒，消肿止痛。用于痔疮瘘疮，肛门痛痒，坚硬肿胀，溃流脓血。

用法用量：外用。每次1袋（散剂，每袋重50克），每日1~2次，煎水熏洗肛门部。

注意事项：对本品过敏者禁用，禁食辛辣食物。

（6）熊胆痔疮膏

药物组成：熊胆、珍珠母、麝香、炉甘石、冰片。

功能主治：清热解毒，收湿敛疮。用于痔疮痛痒，肛门破裂，红肿流水。

用法用量：外用。每次取适量软膏，涂搽患处。

注意事项：孕妇忌用，脾胃虚寒泄泻者不宜使用。

（7）熊胆痔灵栓

药物组成：熊胆、炉甘石、冰片、蛋黄油、猪胆汁、珍珠母。

功能主治：清热解毒，消肿止痛，敛疮生肌，止痒，止血。用于内痔、外痔，肠风下血，肛窦炎及内痔手术后出血等。

用法用量：肛门用药。每次 1 枚(每枚重 2 克)，每日 2 次，洗净肛门部，将药塞入。

注意事项：孕妇忌用，脾虚泄泻者不宜使用。

（8）麝香痔疮栓

药物组成：麝香酮、人工牛黄、珍珠、冰片、三七、五倍子、炉甘石、颠茄流浸膏。

功能主治：清热解毒，消肿止痛，止血生肌。用于各类痔疮及肛裂。

用法用量：肛门用药。每次 1 枚（ 每枚重 0.33 克 ），每日 2 次，早、晚或大便后洗净肛门部，将药塞入。

注意事项：孕妇慎用。

（9）九华痔疮栓

药物组成：大黄、浙贝母、侧柏叶、厚朴等。

功能主治：消肿化瘀，生肌止血，清热止痛。用于各种类型的痔疮、肛裂等肛门直肠疾患。

用法用量：肛门用药。每次 1 枚（ 每枚重 2.1 克 ），每日 1 次，大便后或临睡前用温水洗净肛门，将药塞入，痔疮严重或出血量较多者早、晚各塞 1 次。

注意事项：本品为外用药，禁止内服。孕妇禁用，禁食辛辣食物。

（10）马应龙痔疮膏

药物组成：麝香、牛黄、珍珠、琥珀、冰片、炉甘石、凡士林、羊毛脂。

功能主治：清热解毒，祛腐生肌。用于痔疮肿痛，肛裂疼痛等。

用法用量：外用。每日 2 次，早、晚各 1 次。用前洗净肛门，用于外痔和肛裂时将药膏直接涂敷患处，用于内痔、混合痔时将药膏挤入肛门内。

注意事项：本品为外用药，禁止内服，孕妇慎用。

25 熏洗疗法调治痔疮有什么作用？

咨询：我最近总感觉肛门部坠胀疼痛，大便时还时常带血，昨天到中医院就诊，经肛门直肠镜检查，诊断为痔疮，听说熏洗疗法可使药物的作用直达病所，调治痔疮的效果不错，请问熏洗疗法调治痔疮有什么作用？

解答：熏洗疗法是指利用中药在煎煮过程中产生的蒸气，或煎煮得到的药液，熏、蒸、洗、浴患处肌肤，以达到治病保健目的的一种外治方法。熏洗疗法历史悠久，自有草药煎剂内服治病的方法时就有了煎剂外洗的方法，现存最早的中医学著作《黄帝内经》中所说“其有邪者，渍形以为汗”，指的就是早期的熏洗疗法。熏洗疗法通过皮肤、黏膜中丰富的血管网络，借助药力和热力的作用，共同调节机体的生理、病理过程，改善局部营养，促进新陈代谢，疏通经络气血，使人体腠理疏通、脉络调和、气血流畅，达到治疗疾病的目的。

熏洗疗法以其操作简便、适应证广泛、疗效独特而著称，在民间广为流传，不失为一种家庭施治的良法。熏洗疗法确实能调治痔、瘘、裂、痈等临床常见的痔疮类疾病，熏洗的药物可发挥清热解毒、疏通经络、活血化瘀、消炎止痛、调和阴阳气血、调整脏腑功能等作用，用药煎液在肛门及会阴部进行熏、蒸、洗、浴，因温热的作用，可使血管扩张，促进血液循环，改善局部的血液供应，从而发挥药物和热力的协同作用，有利于改善或消除痔疮患者肛门部坠胀疼痛不适等症状，促使疾病顺利康复。

熏洗疗法是调治痔、瘘、裂、痈等临床常见的痔疮类疾病行之有效的方法之一，痔疮患者可在医生的指导下，根据病情的不同选择适宜的药物进行熏洗调治。

26 应用熏洗疗法调治痔疮应注意什么？

咨询：我平时喜欢吃辣椒，最近一段时间总感觉肛门部坠胀疼痛，经检查诊断为痔疮，听说药物熏洗能调治痔疮，消除肛门部坠胀疼痛不适等症状，准备试一试，还不清楚有哪些注意事项。请问**应用熏洗疗法调治痔疮应注意什么？**

解答：药物熏洗确实能调治痔疮，消除肛门部坠胀疼痛不适等症状。为了保证熏洗疗法调治痔、瘘、裂、痈等临床常见的痔疮类疾病安全有效，避免不良事件发生，在应用熏洗疗法调治痔疮时，应注意以下几点。

（1）熏洗应在医生的指导下进行：根据熏洗疗法的适应证和禁忌证选择患者，切忌对有禁忌证者进行熏洗治疗。有皮肤过敏史、皮肤破损者不宜使用熏洗疗法。要在医生的指导下根据不同的病情选取与之相适应的药物，在明白注意事项后，再进行熏洗治疗。

（2）掌握好药液温度和熏蒸距离：在使用熏蒸法时，体表与药液的距离要适当控制，过近易烫伤皮肤，过远则热力不够，可采用先远后近或不断移动调节的方法进行熏蒸。在浸洗时，药液的温度要适当，不宜过热或过凉，药液过凉时可适当再加温。

（3）注意药液保管及熏洗后避风：要注意药液保管及熏洗后避风，熏洗药 1 剂可使用 2~3 次，但夏季应当日煎药当日用，药液应存放于低温处，以免变质。熏洗后要及时擦干皮肤，注意避风防凉，并适当卧床休息。

（4）注意与其他治疗方法相配合：熏洗疗法调治痔疮的作用有限，临床中应注意与手术治疗、药物治疗、饮食调养等其他治疗调养方法配合应用，以发挥综合治疗的优势，提高疗效。

27 调治痔疮常用的熏洗处方有哪些？

咨询：我最近总感觉肛门部像有东西一样，十分疼痛，今天到医院就诊，经检查诊断为痔疮，听说中药熏洗能改善肛门部疼痛不适等症状，有助于痔疮的康复，我准备试一试，请问调治痔疮常用的熏洗处方有哪些？

解答：中药熏洗确实能改善痔疮患者肛门部疼痛不适等症状，有助于痔疮的康复。您想了解调治痔疮常用的熏洗处方有哪些，下面给您介绍几则，供您参考，希望对您有所帮助。

处方一

处方：大黄、桃仁、黄连、夏枯草各30克，红花、芒硝各20克。

用法：将前5味药水煎去渣取汁，再把芒硝加入药液中搅匀，趁热先熏洗后坐浴。通常每次熏洗坐浴20~30分钟，每日1~2次。

功效：清热，活血，消炎。

主治：血栓性外痔。

处方二

处方：黄柏、黄芩、大黄、芒硝、艾叶、石菖蒲各20克，虎杖、苦参、五倍子各30克，明矾、薄荷、枳壳各15克。

用法：取上药1剂，加入清水适量，煎取药液，趁热先熏洗后坐浴。通常每次熏洗坐浴10~20分钟，每日1~2次。

功效：清热解毒，消肿止痛，杀虫止痒，促进伤口愈合。

主治：内痔嵌顿水肿、外痔发炎、肛裂、肛门湿疹、肛肠病术后。

处方三

处方：黄柏、芒硝、连翘、生大黄、花椒各20克，苦参、五倍子、金银花藤、蛇床子各30克，明矾15克。

用法：取上药1剂，加入清水适量，煎取药液，趁热先熏洗后坐浴。通常每次熏洗坐浴10~15分钟，每日1~2次。

功效：清热解毒，杀虫止痒。

主治：内痔、外痔、混合痔以及肛裂、肛瘘、肛门湿疹、肛门瘙痒等。

处方四

处方：五倍子、芒硝、桑寄生、莲房、荆芥各30克。

用法：取上药1剂，加入清水适量，煎取药液，趁热先熏洗后坐浴。通常每次熏洗坐浴10~20分钟，每日1~2次。

功效：消肿止痛，收敛止血。

主治：内痔、外痔、混合痔以及脱肛、肛瘘。

处方五

处方：白芷、白薇、连翘、川羌活、炒穿山甲、当归、皂角刺各10克。

用法：取上药1剂，加入清水适量，煎取药液，趁热先熏后洗肛门部。通常每次熏洗10~20分钟，每日1次。

功效：祛风活血，消肿止痛。

主治：内痔、外痔、混合痔。

处方六

处方：金银花、红花、黄芩各 30 克，大黄、芒硝各 60 克。

用法：取上药 1 剂，加入清水适量，煎取药液，趁热先熏洗后坐浴。通常每次熏洗坐浴 10~20 分钟，每日 2 次。

功效：清热解毒，活血消肿。

主治：外痔肿痛、内痔外脱及肛门水肿。

处方七

处方：金银花、蒲公英、白菊花、艾叶、芒硝各 30 克，花椒、五倍子各 20 克，苍术、防风、侧柏叶各 15 克，葱白 6 根。

用法：取上药 1 剂，加入清水适量，煎取药液，趁热先熏后洗肛门部。通常每次熏洗 20 分钟，每日 2 次。

功效：清热解毒，消肿止痛。

主治：炎性外痔、肛管水肿、内痔脱出、血栓性外痔、肛门湿疹等。

处方八

处方：黄柏、黄芩各 15 克，制川乌、制草乌各 6 克，防风 10 克，艾叶、马齿苋、透骨草各 30 克。

用法：取上药 1 剂，加入清水适量，煎取药液，趁热先熏洗后坐浴。通常每次熏洗坐浴 20 分钟左右，每日 2 次。

功效：清热除湿，解毒消肿。

主治：肛门炎症、水肿，痔疮，肛裂，以及肛门术后肿痛。

处方九

处方：桃仁 15 克，金银花、连翘、黄柏、苦参各 20 克，红花、防风、甘草各 10 克。

用法：取上药 1 剂，加入清水适量，煎取药液，趁热先熏洗后坐浴。通常每次熏洗坐浴 20 分钟左右，每日 2 次。

功效：活血化瘀，消肿止痛。

主治：痔疮肿痛及痔疮术后疼痛者。

《处方十》

处方：马齿苋、甘草、五倍子、防风各 10 克，枳壳、侧柏叶、当归各 12 克，芒硝 30 克，川芎 15 克，红花 6 克。

用法：取上药 1 剂，除芒硝外，其余药物一同研为粗末，装入小布袋中，用时将药袋和芒硝一同放入盆中，加入开水适量，密闭浸泡 30 分钟，用药液洗浴肛门部，药液凉时可再加温。通常每次洗浴 20 分钟左右，每日 2 次。

功效：清热消肿，活血止痛。

主治：炎性混合痔、嵌顿痔、血栓痔等。

28 调治肛周脓肿常用的熏洗处方有哪些？

咨询： 我最近几天肛门周围起了个包块、胀痛不舒服，今天到医院就诊，经检查诊断为肛周脓肿，听说局部熏洗用药能使药物的作用直达病所，比内服用药治疗肛周脓肿的效果要好。请问调治肛周脓肿常用的熏洗处方有哪些？

解答：局部熏洗用药能使药物的作用直达病所，确实比内服用药治疗肛周脓肿的效果要好，下面给您介绍几则调治肛周脓肿常用的熏洗处方，供您参考。

处方一

处方：红花、金银花、蒲公英、椿根白皮、艾叶、丝瓜络、炙乳香、炙没药各 15 克。

用法：取上药 1 剂，加入清水适量，煎取药液，趁热先熏洗后坐浴。通常每次熏洗坐浴 30 分钟，每日 1~2 次。

功效：清热解毒，活血化瘀，消肿止痛。

主治：肛周脓肿。

处方二

处方：金银花、蒲公英、紫花地丁、苦参、芒硝、苏木各 30 克，大黄、当归、红花各 15 克。

用法：取上药 1 剂，加入清水适量，煎取药液，趁热先熏洗后坐浴。通常每次熏洗坐浴 30 分钟，每日 1~2 次。

功效：清热解毒，活血散结，消肿止痛。

主治：肛周脓肿。

处方三

处方：大黄、黄柏、黄芩、金银花、蒲公英、苦参各 30 克。

用法：取上药 1 剂，加入清水适量，煎取药液，趁热先熏后洗肛门部。通常每次熏洗 15~30 分钟，每日 2 次。

功效：清热解毒，消肿止痒。

主治：肛周脓肿初起，红肿热痛者。

处方四

处方：制乳香、制没药各 30 克，金银花、当归各 20 克，川芎、白芷、陈皮、生甘草各 15 克。

用法：取上药 1 剂，加入清水适量，煎取药液，趁热先熏后洗肛门部。通常每次熏洗 15~30 分钟，每日 2~3 次。

功效：清热散风，化瘀活血。

主治：肛周脓肿及一切痈疽肿疡。

处方五

处方：独活、白芷、当归、甘草各 20 克，葱头 7 个。

用法：取上药 1 剂，加入清水适量，煎取药液，趁热先熏后洗肛门部。通常每次熏洗 15~30 分钟，每日 2~3 次。

功效：疏导腠理，通调血脉。

主治：肛周脓肿初发之时。

处方六

处方：丹参、鸡血藤、生黄芪各 25 克，蒲公英 20 克，赤芍、天葵子、天花粉、紫花地丁各 10 克，乳香、没药各 12 克。

用法：取上药 1 剂，加入清水适量，煎取药液，趁热先熏洗后坐浴。通常每次熏洗坐浴 30 分钟，每日 2 次。

功效：清热解毒，祛瘀止痛。

主治：肛周脓肿。

处方七

处方：生地黄、地榆、槐角、赤芍、黄芩各 20 克，当归、黄连、枳壳各 15 克，荆芥、甘草各 10 克。

用法：取上药 1 剂，加入清水适量，煎取药液，趁热先熏后洗肛门部。通常每次熏洗15~30分钟，每日2~3次。

功效：清热凉血，消肿止痛。

主治：肛周脓肿、血栓性外痔等。

处方八

处方：红花15克，金银花20克，黄连10克。

用法：取上药1剂，加入清水适量，煎取药液，趁热先熏后洗肛门部。通常每次熏洗15~30分钟，每日2~3次。

功效：清热解毒，活血化瘀。

主治：肛周脓肿。

处方九

处方：板蓝根20克，金银花、连翘、生地黄、天冬、麦冬各15克，野菊花、紫花地丁各10克。

用法：取上药1剂，加入清水适量，煎取药液，趁热先熏洗后坐浴。通常每次熏洗坐浴30分钟，每日2次。

功效：清热解毒。

主治：肛周脓肿局部肿胀疼痛者。

处方十

处方：金银花、蒲公英、败酱草、紫花地丁、黄柏、黄芩、大黄、芒硝、赤芍各30克。

用法：取上药1剂，加入清水适量，煎取药液，趁热先熏后洗肛门部。通常每次熏洗15~30分钟，每日2~3次。

功效：清热解毒，消肿止痛。

主治：肛周脓肿初起局部肿胀疼痛者。

29 调治肛瘘常用的熏洗处方有哪些？

咨询：我最近右侧肛门部时常起疱、流脓水，经检查诊断为肛瘘，医生建议手术治疗，我害怕手术，想用中医的方法治疗，听说中药熏洗调治肛瘘比内服中药的效果要好，我准备试一试，请您给我讲一讲，调治肛瘘常用的熏洗处方有哪些？

解答：这里首先告诉您，中药局部熏洗调治肛瘘确实比内服中药的效果要好。下面介绍几则调治肛瘘常用的熏洗处方，您可以在当地医生的指导下试用一下。

处方一

处方：蒲公英 30 克，苦参、黄柏、木鳖子、金银花、连翘、白芷各 12 克，赤芍、丹皮、生甘草各 9 克。

用法：取上药 1 剂，加入清水适量，煎取药液，趁热先熏洗后坐浴。通常每次熏洗坐浴 30 分钟，每日 1~2 次。

功效：清热解毒，活血消肿，祛腐排脓。

主治：肛瘘肿痛。

处方二

处方：瓦松、马齿苋、甘草各 15 克，川文蛤、苍术、川椒、防风、葱白、枳壳、侧柏叶各 9 克，芒硝 30 克。

用法：取上药 1 剂，加入清水 3000 毫升，煎取药液 2000

毫升，以温热药液坐浴。通常每日坐浴 3 次，每剂中药使用 2 日。

功效：祛风除湿，消肿止痒。

主治：肛瘘、肛周湿疹、肛裂等肛门疾病引起的肿痛瘙痒等。

处方三

处方：防风、黄芩、龙胆草、苦参各 15 克，鱼腥草、生大黄各 30 克。

用法：取上药 1 剂，加入清水适量，煎取药液，趁热先熏洗后坐浴。通常每次熏洗坐浴 30 分钟，每日 1~2 次。

功效：清热除湿，消肿散瘀，止痛止痒。

主治：肛瘘。

处方四

处方：土鳖虫 30 克，当归 50 克，乳香、三七各 20 克。

用法：取上药 1 剂，加入清水适量，煎取药液，趁热先熏后洗肛门部。通常每次熏洗 20 分钟，每日 2 次。

功效：活血化瘀，消肿止痛。

主治：肛瘘肿痛。

处方五

处方：黄连 15 克，金银花、生地黄、赤芍、牛蒡子、白鲜皮、木通各 20 克，薄荷、甘草各 10 克。

用法：取上药 1 剂，加入清水适量，煎取药液，趁热先熏后洗肛门部。通常每次熏洗 20~30 分钟，每日 2~3 次。

功效：清热利湿，解毒祛风。

主治：肛瘘肛门瘙痒。

处方六

处方：桃仁、土茯苓各 20 克，马齿苋、芒硝各 30 克，大黄 15 克（后下），红花、甘草各 10 克。

用法：取上药 1 剂，加入清水适量，煎取药液，趁热先熏后洗肛门部。通常每次熏洗 15~30 分钟，每日 2~3 次。

功效：清热活血，消肿止痛。

主治：肛瘘及痔疮肿痛。

处方七

处方：乳香、没药、川乌、草乌、大黄（后下）各 15 克，马齿苋、芒硝各 30 克，土茯苓 20 克，甘草 10 克。

用法：取上药 1 剂，加入清水适量，煎取药液，趁热先熏后洗肛门部。通常每次熏洗 15~30 分钟，每日 2~3 次。

功效：活血消肿止痛，

主治：肛瘘及痔疮术后肿痛。

处方八

处方：当归、荆芥、防风、白芷、花椒、苍术、生甘草各 20 克，黄柏、苦参、徐长卿、白矾、地肤子各 30 克。

用法：取上药 1 剂，加入清水适量，煎取药液，以温热药液坐浴。通常每次坐浴 20~30 分钟，每日坐浴 2 次。

功效：清热解毒，活血祛风止痒。

主治：肛瘘及痔疮术后创口瘙痒。

处方九

处方：芒硝、黄柏各 30 克，制乳香、制没药、当归、苏木、甘草各 20 克，红花、儿茶、血竭各 15 克，防风 10 克。

用法：取上药 1 剂，加入清水适量，煎取药液，以温热药液坐浴。通常每次坐浴 20~30 分钟，每日坐浴 2 次。

功效：活血化瘀，软坚散结。

主治：肛瘘及痔疮术后瘢痕硬痛者。

〈处方十〉

处方：金银花、薏苡仁、大青叶各 30 克，连翘、茯苓各 15 克，蒲公英、车前子各 20 克，白芷、陈皮各 12 克，防风、甘草各 10 克。

用法：取上药 1 剂，加入清水适量，煎取药液，以温热药液坐浴。通常每次坐浴 20~30 分钟，每日坐浴 2 次。

功效：清热解毒利湿。

主治：肛瘘及痔疮术后肛门潮湿渗液者。

30 调治肛裂常用的熏洗处方有哪些？

咨询：我患有肛裂，不仅大便干结难解，每次大便时还伴有出血、肛门部特别痛，从网络上看到中药熏洗方法简单，能调治肛裂，消除出血和肛门部疼痛等症状，但不知道中药熏洗的处方。请问调治肛裂常用的熏洗处方有哪些？

解答：中药熏洗确实能调治肛裂，消除出血和肛门部疼痛等症状，您患有肛裂，用中药熏洗进行调治是可行的。用于调治肛裂的中药熏洗处方有很多，下面选取临床较常用者，依次从处方、用法、功效、主治四方面予以介绍，供您参考。

处方一

处方：乳香、没药、红花、桃仁、丝瓜络、椿根皮各15克。

用法：取上药1剂，加入清水适量，煎取药液，以温热药液坐浴。通常每次坐浴20~30分钟，每日坐浴2次。

功效：化瘀通络，收敛止血。

主治：一期和二期慢性炎症肛裂表现为疼痛、出血、溃疡形成，以及三期陈旧性肛裂手术后。

处方二

处方：苦参、芒硝、马齿苋、白及各30克，黄柏20克，白矾10克。

用法：取上药1剂，加入清水适量，煎取药液，以温热药液外洗肛门部。通常每次外洗20分钟，每日1~2次。

功效：清热除湿，消肿止痛，止痒止血。

主治：肛裂。

处方三

处方：芒硝、金银花、马齿苋各30克，丹皮15克，红花、川乌、荆芥各10克。瘙痒者加花椒、白矾各10克，苦参30克。

用法：取上药1剂，加入清水适量，煎取药液，以温热药液坐浴。通常每次坐浴20~30分钟，每日坐浴1~2次。

功效：清热化湿解毒，止痛收敛止痒。

主治：一期肛裂。

处方四

处方：车前草 45 克，枳壳 20 克，五倍子、黄柏各 30 克，无花果 60 克，薄荷、荆芥、威灵仙、艾叶各 15 克。

用法：取上药 1 剂，加入清水适量，煎取药液，趁热先熏后洗肛门部。通常每次熏洗 20 分钟，每日 2 次。

功效：清热利湿，祛风止痒，消肿止痛。

主治：肛裂。

处方五

处方：苦参、菊花各 60 克，蛇床子、金银花各 30 克，白芷、黄柏、地肤子各 15 克。

用法：取上药 1 剂，加入清水适量，煎取药液，趁热先熏后洗肛门部。通常每次熏洗 20 分钟，每日 2 次。

功效：祛风除湿，杀虫止痒。

主治：肛裂伴瘙痒者。

处方六

处方：鱼腥草、金银花、野菊花各 20 克，白及 30 克，冰片 5 克，槐角 15 克。

用法：取上药 1 剂，加入清水适量，煎取药液，趁热先熏后洗肛门部。通常每次熏洗 20 分钟，每日 2 次。

功效：清热除湿，消肿止痛，化瘀止血。

主治：肛裂出血伴有分泌物者。

处方七

处方：丹参、黄芪、白芷、黄芩、黄柏、苍术、当归、川芎、延胡索各 20 克，地榆、槐花各 15 克，冰片 5 克，制乳香、制没药各 10 克。

用法：取上药 1 剂，加入清水适量，煎取药液，趁热先熏后洗肛门部。通常每次熏洗 20 分钟，每日 2 次。

功效：清热除湿，消肿止痛，化瘀止血。

主治：肛裂出血疼痛。

处方八

处方：芒硝、苦参、地榆各 20 克，金银花、连翘各 15 克，马齿苋 30 克，川椒 10 克。

用法：取上药 1 剂，加入清水适量，煎取药液，趁热先熏后洗肛门部。通常每次熏洗 20 分钟，每日 2 次。

功效：清热消肿，活血止痛，收敛止痒。

主治：肛裂、痔疮见肿痛瘙痒者。

处方九

处方：花椒、菊花各 6 克，桑叶 12 克，苦参、陈艾、金银花、蛇床子各 30 克，蒲公英 18 克，黄芩 15 克。

用法：取上药 1 剂，加入清水适量，煎取药液，趁热先熏后洗肛门部。通常每次熏洗 20 分钟，每日 1 次。

功效：清热解毒，祛湿杀虫，消肿止痒。

主治：肛裂。

处方十

处方：制乳香、制没药、仙鹤草、延胡索、赤芍、苦参、防风各20克，明矾、五倍子各10克。

用法：取上药（明矾除外）1剂，加入清水适量，煎取药液，再纳入明矾搅匀，以温热药液坐浴。通常每次坐浴20~30分钟，每日2~3次。

功效：燥湿止痒，止痛生肌。

主治：肛裂久不收口，瘙痒疼痛。

31 药物贴敷法能调治痔疮吗？

咨询：我今年35岁，平时喜欢吃辣椒，最近一段时间总感觉肛门部坠胀不舒服，经检查诊断为痔疮，昨天爱人弄了个药物贴敷的方子，说能调治痔疮，我不太相信，想进一步了解一下药物贴敷法。请问**药物贴敷法能调治痔疮吗？**

解答：这里首先告诉您，药物贴敷法确实能调治痔疮。药物贴敷法又称药敷疗法，是把中草药经加工处理，在人体体表某一部位外敷或贴穴，使外敷药物通过肌肤吸收或借助对穴位、经络的刺激作用来治疗疾病的一种外治方法。药物贴敷法历史悠久，在远古时代，人们就已应用泥土、草根、树皮等外敷伤口，春秋战国时期的《周礼·天官》就记载了运用外敷药物治疗疮疡的方法，《五十二病方》则记载有多种外敷方剂治疗创伤、外病等。时至清代，吴师机的《理瀹骈文》则集贴敷疗法之大成，标志着药物贴敷法的临床应用达到了较为完善的水平。现今药物贴敷法更是广泛应用于内、外、妇、儿、五官、伤科等的许多疾病中，贴敷的方法也由单纯的天然药物外敷，发展为离子导入、与磁电结合等方法，加强了药物贴敷法的治疗效果。

药物贴敷法以取材简单、方便实用、价格低廉、不良反应较少、适应证广泛而著称，不仅可治疗所敷部位的病变，而且可以通过经络“内属脏腑，外络肢节，沟通表里，贯通上下”的作用，选择针对疾病的经络穴位，治疗全身性疾病。药物贴敷法确实能调治痔、瘘、裂、痈等临床常见的痔疮类疾病，通过适当药物外敷相关的穴位，能疏通经络，调和阴阳气血，调整脏腑功能，具有清热解毒、消炎止痛、活血化瘀、滋阴降火、清热利湿、疏肝解郁等多种功效，能改善或消除痔疮患者肛门部坠胀不适、肿胀疼痛等症状，促使疾病顺利康复。

32 应用药物贴敷法调治痔疮应注意什么？

咨询：我最近一段时间总感觉肛门部坠胀疼痛，大便时还时常带血，点滴而出，经检查诊断为痔疮，今天同事介绍一个药物贴敷的方子，说调治痔疮效果不错，我准备试一试，却不太放心。请问**应用药物贴敷法调治痔疮应注意什么？**

解答：为了保证药物贴敷法调治痔、瘘、裂、痈等临床常见的痔疮类疾病安全有效，避免不良反应的发生，在应用时应注意以下几点。

（1）注意局部消毒：敷药局部要注意进行清洁消毒，可用75% 乙醇进行局部皮肤擦拭，也可用其他消毒液洗净局部皮肤，然后敷药，以免发生感染。

（2）做到辨证选药：外敷药和内服药一样，也应根据病情的不同辨证选药，抓着疾病的本质用药，方能取得好的治疗效果，切不可不加分析地乱用。药物贴敷法必须在医生的指导下，掌握操作要领和注意事项，根据药物贴敷法的适应证选择患者，严禁对有贴敷禁忌证者进行药物贴敷治疗。

（3）重视不良反应：一些刺激性较大或辛辣性的药物对皮肤有一定的刺激作用，可引起局部皮肤红肿、发痒、疼痛、起疱等不良反应；有些患者敷药后还可出现皮肤过敏等现象，还有些患者对胶布或伤湿止痛膏过敏。对这些患者应及时予以对症处理，或改用其他治疗方法。贴敷部位皮肤有破损者及伴有其他严重疾病者，不宜采用药物贴敷法。

（4）注意配合他法：药物贴敷疗法调治痔、瘘、裂、痈等临床常见的痔疮类疾病的作用有限，临床中应注意与内服药物、饮食调理等其他治疗调养方法配合应用，以发挥综合治疗的优势，提高疗效。

33 调治痔疮常用的药物贴敷处方有哪些？

咨询：我朋友张某，半年前曾患痔疮，是用中药外敷的方法治好的，我最近总感觉肛门部坠胀疼痛，经肛门镜检查诊断为痔疮，也想用药物贴敷的方法调治，苦于没有药物贴敷的处方。请问**调治痔疮常用的药物贴敷处方有哪些？**

解答：用于调治痔疮的药物贴敷处方有很多，它们各有不同的适用范围，下面介绍一些临床常用者，供您参考。

处方一

处方：黄连、黄芩、黄柏、栀子各等份。

用法：将上药共研为细粉，取药粉30克、凡士林70克（冬天减少30%凡士林，加液状石蜡30%），共同混合调成膏剂，每次取适量外用涂敷患处，每日换药1~2次。

功效：清热消肿，凉血止痛。

主治：外痔发炎、水肿，痔疮术后疼痛，以及痈疽、疔疮等。

处方二

处方：滑石20克，月石、龙骨、浙贝母、朱砂各6克，冰片0.5克。

用法：将上药共研为细粉，取药粉30克、凡士林70克(冬天减少30%凡士林，加液状石蜡30%)，共同混合调成膏剂，每次取适量外用涂敷患处或灌注于肛门内，每日换药1次。

功效：消炎消肿，止血止痛。

主治：内痔出血肿胀，外痔发炎疼痛，肛裂，肛门直肠炎症。

处方三

处方：黄连、黄芩、黄柏、大黄各等份。

用法：将上药共研为细粉，用凡士林调成20%的软膏剂，每次取适量外用涂敷患处，每日换药1~2次。

功效：清热消肿。

主治：外痔发炎、内痔嵌顿以及术后水肿、肛周脓肿等。

处方四

处方：鲜马齿苋、白矾各适量。

用法：将鲜马齿苋洗净后捣烂如泥，再加入研为细末的白矾充分混合调匀，每次取适量外用涂敷患处，每日换药2次。

功效：清热除湿，消肿止痛，凉血止血。

主治：炎性外痔及内痔嵌顿水肿者。

处方五

处方：田螺3个，地龙20克，芙蓉叶12克，石菖蒲3克。

用法：将上药共研为细粉，用适量蜂蜜或鸡蛋清调制成糊状，每次取适量外用涂敷患处，每日换药1次。

功效：清热除湿，活血消肿，凉血止痛。

主治：外痔。

处方六

处方：丹参、黄柏、降香、芒硝各 20 克，川椒 15 克，水蛭 10 克，冰片 6 克。

用法：将上药共研为细粉，用凡士林 200 克调制成软膏剂，每次取适量外用涂敷于痔核表面，每日 1~2 次。

功效：活血祛瘀，消肿止痛。

主治：血栓性外痔。

处方七

处方：黄芩粉、黄柏粉各 10 克。

用法：将黄芩粉、黄柏粉充分混合，用凡士林 80 克调制成软膏剂，每次取适量外用涂敷患处，每日换药 1~2 次。

功效：清热除湿，消肿止痛。

主治：肛门湿疹、皮炎，痔疮肿痛，肛裂疼痛等。

处方八

处方：儿茶 15 克，轻粉 7.5 克，煅龙骨 10 克，冰片 5 克。

用法：将上药共研为细末，每次取适量，用清水调成糊状，外敷于患处，每日换药 1 次。

功效：活血止血，收敛固涩。

主治：混合痔。

34 调治肛周脓肿常用的药物贴敷处方有哪些?

咨询：我今年37岁，平时喜欢吃辣椒，最近几天总感觉肛门周围胀痛不舒服，经检查诊断为肛周脓肿，从网络上看到药物贴敷方法简单易行，能调治肛周脓肿，我准备试一试。请问调治肛周脓肿常用的药物贴敷处方有哪些?

解答：的确，药物贴敷方法简单，能调治肛周脓肿，您患有肛周脓肿，用药物贴敷法调治是可行的。下面选取几则调治肛周脓肿常用的药物贴敷处方，依次从处方、用法、功效、主治几方面予以介绍，供您选用。

处方一

处方：芙蓉叶适量。

用法：将芙蓉叶研为细粉，用凡士林调成30%的软膏剂，每次取适量外用涂敷患处，每日换药2~3次。

功效：清热解毒，软坚散结，使脓肿局限或消散。

主治：肛周脓肿。

处方二

处方：黄柏、大黄、白芷各60克，乳香、川朴、陈皮、苍术、南星、甘草各25克，天花粉30克。

用法：将上药共研为细粉，用凡士林调成30%的软膏剂，每次取适量外用涂敷患处，每日换药1~2次。

功效：清热除湿，散瘀化痰，止痛消肿。

主治：肛周脓肿。

处方三

处方：金黄膏或黄连膏适量。

用法：取金黄膏或黄连膏适量外用涂敷患处，每日换药1次。

功效：清热消肿，散瘀止痛。

主治：肛周脓肿。

处方四

处方：大黄、黄柏、姜黄、白芷各60克，陈皮、苍术、南星、甘草各24克，天花粉120克。

用法：将上药共研为细粉，用香油调成糊状，或凡士林制成20%的软膏剂备用。用时先予1∶5000的高锰酸钾溶液坐浴15分钟，洗净肛门部，再取适量药膏外用涂敷患处，每日换药2次。

功效：清热解毒除湿，散瘀止痛消肿。

主治：肛周脓肿初起未溃。

处方五

处方：当归、生黄芪、炮山甲、川芎、皂角刺各等份。

用法：将上药共研为细末，用水调成膏状，每次取适量贴敷于患处，每日换药1~2次。

功效：托毒透脓。

主治：肛周脓肿脓成未溃者。

处方六

处方：皂角、五倍子、乳香、没药、雄黄各等份，陈醋适量。

用法：上药生用，共研为细末，用陈醋调成膏状，每次取适量贴敷于患处，每日换药 1~2 次。

功效：拔毒消肿止痛。

主治：肛周脓肿。

处方七

处方：当归 60 克，白芷 15 克，甘草 35 克，紫草 9 克，血竭、轻粉各 12 克，香油适量。

用法：将上药共研为细末，每次取适量，用香油、纱布一同制成油纱条，外敷于患处，每日或隔日换药 1 次。

功效：生肌润肤，活血祛瘀。

主治：肛周脓肿、肛瘘术后创面不易愈合，肉芽生长缓慢者。

处方八

处方：大黄、黄连、黄柏各等份，冰片少许，凡士林适量。

用法：将大黄、黄连、黄柏、冰片共研为细末，用凡士林调成 20% 的软膏剂，每次取适量外用涂敷患处，每日换药 1~2 次。

功效：清热解毒，祛瘀消肿止痛。

主治：肛周脓肿。

35 调治肛瘘常用的药物贴敷处方有哪些？

咨询：我平时喜欢吃辣椒，最近一段时间不仅肛门部时常流脓水，还有瘙痒不舒服的感觉，经检查诊断为肛瘘，听说药物贴敷能调治肛瘘，我想试一试，但不知道药物贴敷的处方。请您给我介绍一下，**调治肛瘘常用的药物贴敷处方有哪些？**

解答：用于调治肛瘘的药物贴敷处方有很多，它们各有不同的适用范围，下面介绍一些临床常用者，供您参考。

〈处方一〉

处方：滑石、石膏各120克，青黛、黄柏各60克，麻油适量。

用法：将上药共研为细末，用麻油调成膏状，每次取适量贴敷于患处，每日换药1次。

功效：清热解毒，燥湿止痒。

主治：肛瘘伴肿痛瘙痒者。

〈处方二〉

处方：制乳香、制没药、轻粉、飞朱砂、赤石脂、炒五倍子、煅雄黄各等份。

用法：将上药分别研为极细粉，充分混匀备用。用时取药粉适量黏附在纸线上，插入瘘管中。

功效：腐蚀生肌。

主治：肛瘘。

《处方三》

处方：煅石膏、龙骨、红粉、炉甘石、血竭、冰片，轻粉、黄升各等份。

用法：将上药分别研为极细粉，充分混匀备用。用时取药粉适量黏附在纸线上，插入瘘管中。

功效：拔毒生肌。

主治：肛瘘久不生肌，常流脓水者。

《处方四》

处方：大黄、芙蓉叶各 50 克，黄芩、黄连、黄柏、泽兰各 40 克，冰片 1 克，黄酒适量。

用法：将大黄、芙蓉叶、黄芩、黄连、黄柏、泽兰、冰片共研为极细末，用黄酒调成糊状，每次取适量贴敷于患处，每日换药 1~2 次。

功效：清热解毒，消肿止痛。

主治：肛瘘红肿疼痛者。

《处方五》

处方：当归、白蜡各60克，甘草36克，白芷15克，轻粉、血竭各 12 克，紫草 6 克，香油适量。

用法：将当归、白蜡、甘草、白芷、轻粉、血竭、紫草共研为极细末，用香油调成膏状，每次取药膏适量，用纱布条粘膏敷创面或填塞创口窦道。

功效：拔毒生肌，促进创口愈合。

主治：肛瘘术后创面愈合缓慢及肛裂初期。

《处方六》

处方：煅磁石 9 克，丁香（炒黑）12 克，炒全蝎、炒僵蚕、蜘蛛（炒炭）各 14 只，炙甲片 18 克，炙蜈蚣 12 克，麝香 3 克，牛黄 1.2 克，冰片 6 克。

用法：将上药共研为极细末，充分混匀，用时取少许掺在疮头上，隔日换药 1 次。

功效：消肿提脓。

主治：肛瘘及肛周脓肿溃后脓腐不净者。

《处方七》

处方：黄连、黄柏、黄芩、大黄、乳香、没药各等份，凡士林适量。

用法：将黄连、黄柏、黄芩、大黄、乳香、没药共研为细末，以 20% 药末加 80% 凡士林调制成软膏剂，每次取适量外用涂敷患处，每日换药 1 次。

功效：清热解毒，活血消肿。

主治：肛瘘伴感染见红肿热痛者。

《处方八》

处方：煅石膏、炒黄柏、轻粉各等份。

用法：将煅石膏、炒黄柏、轻粉共研为极细末，充分混匀，用时取适量干掺患处。

功效：清热解毒，敛疮收口。

主治：肛瘘、肛裂疮口长期不收者。

36 调治肛裂常用的药物贴敷处方有哪些？

咨询：我们单位的刘师傅，半年前患肛裂，是用药物贴敷的方法调治好的，我最近不仅每次大便时都伴有出血，肛门部还特别痛，经检查诊断为肛裂，准备用药物贴敷的方法调理一下。请问**调治肛裂常用的药物贴敷处方有哪些？**

解答：适用于调治肛裂的药物贴敷处方有很多，如果恰当选用的话，效果确实不错。下面介绍一些调治肛裂常用的药物贴敷处方，供您参考。希望对您有所帮助。

处方一

处方：黄连粉、地榆粉各 15 克，冰片 0.5 克，麻油适量。

用法：将黄连粉、地榆粉、冰片充分混合，再加适量麻油调制成黄连油，每次取适量外涂于肛裂创面，每日换药 2 次。

功效：清热解毒燥湿，消肿止血止痛。

主治：肛裂。

处方二

处方：煅龙骨、儿茶、象皮、炙乳香、炙没药、血竭、赤石脂各 3 克，冰片 1 克。

用法：将上药共研为细末，充分混合，每次取适量外撒于肛裂患处，每日换药 1 次。

功效：清热消炎，消肿止痛，活血化瘀，凉血止血。

主治：肛裂。

处方三

处方：鲜鸡蛋适量。

用法：将鸡蛋煮熟，去蛋清留蛋黄，将蛋黄放在锅中，用文火煎熬，待蛋黄煎熬至炭化出油，捞出炭渣取油备用，用时取棉签蘸蛋黄油涂于肛裂创面，每日换药 2 次。

功效：消炎生肌止痛，促进创面愈合。

主治：肛裂疼痛久不收口者。

处方四

处方：制炉甘石 15 克，钟乳石、琥珀各 9 克，滑石 30 克，朱砂 3 克，冰片 0.3 克。

用法：将上药共研为极细末，每次取适量，外掺于疮口处，每日或隔日换药 1 次。

功效：生肌收口。

主治：肛裂及痔疮术后久不收口者。

处方五

处方：熟石膏 9 份，制炉甘石 1 份，麻油适量。

用法：将熟石膏和制炉甘石一同研为细末，用麻油调成膏状，每次取适量均匀涂于纱布上，贴敷于患处，每日或隔日换药 1 次。

功效：润肤，生肌，收敛。

主治：肛裂及痔疮术后久不收口者。

处方六

处方：紫草 50 克，当归、防风、生地黄、白芷、乳香、没药各 15 克，香油适量。

用法：将紫草、当归、防风、生地黄、白芷、乳香、没药共研为细末，用香油调成膏状，每次取适量均匀涂于纱布上，贴敷于患处，每日或隔日换药 1 次。

功效：清热凉血，生肌止痛。

主治：肛裂、疮疡疼痛不止者。

处方七

处方：白及粉、煅石膏各 50 克，凡士林 400 克。

用法：将白及粉、煅石膏充分混合，用凡士林调制成软膏剂，每次取适量外用涂敷患处，每日或隔日换药 1 次。

功效：收敛生肌。

主治：肛裂、肛门溃疡。

处方八

处方：穿山甲、地榆、没药、乳香、当归、白芷、紫草、血竭各等份，香油适量。

用法：将上药共研为细末，用香油调成糊状，每次取适量均匀涂于纱布上，贴敷于患处，每日或隔日换药 1 次。

功效：消炎止痛，化腐生肌。

主治：肛裂疼痛伴出血者。

37 栓剂治疗痔疮有什么特点?

咨询：我最近总感觉肛门部坠胀疼痛，还常有黏液外溢，污染内裤，今天到医院就诊，经检查诊断为内痔，听说有一种栓剂，能使药物的作用直达病所，治疗痔疮的效果不错，想进一步了解一下。请问**栓剂治疗痔疮有什么特点?**

解答：这里首先告诉您，栓剂治疗痔疮的效果确实不错。栓剂是指药材提取物或药粉与适宜的基质（赋形剂）制成的供人体腔道给药的固体制剂。栓剂是治疗痔疮最常用的药物剂型，栓剂在常温下为固体，在直肠内遇到37℃以上的温度就会熔化或软化而释放药物，以发挥治疗作用。

应用栓剂治疗痔疮，能使药物的作用直达病所，比口服给药吸收快，生物利用度高，当栓剂被塞入肠腔后，即可逐渐溶化，并通过弥散和浓度差造成的分子扩散运动，药物逐渐移向肠壁，由于肛管无蠕动作用，药物停留的时间较长，作用的时间因此也相对较长，药物可被直肠黏膜缓慢吸收。给药后一半以上药物成分不经肝脏直接进入体循环，既可防止药物在肝脏内的分解变化，又能减少药物对肝脏的毒副作用。同时不经口服而经肛门直肠给药还可避免药物对胃的刺激，防止胃酸和消化酶对药物的破坏作用。

用于治疗痔疮的栓剂有很多，既有中药栓剂也有西药栓剂。

根据所含药物的主要作用特点可分为止痛栓、止血栓、抗感染栓三大类，主要有止痛、止血和消炎等功效，不过绝大多数治疗痔疮的栓剂都具有综合治疗作用。临床用于治疗痔疮的中药栓剂主要是含有清热解毒、活血消肿、止痛止血、生肌收敛等成分的化痔栓、消痔栓、九华痔疮栓、肛泰栓等，治疗痔疮的西药栓剂则有吲哚美辛栓、复方角菜酸酯栓（太宁栓）、醋酸洗必泰痔疮栓等。

38 如何正确使用栓剂治疗痔疮？

咨询：我最近一段时间总感觉肛门部坠胀不舒服，还常有黏液外溢，经检查诊断为痔疮，听说栓剂能使药物的作用直达病所，治疗痔疮的效果不错，我准备用化痔栓试一试，还不清楚具体用法，请您给我讲一讲，如何正确使用栓剂治疗痔疮？

解答：栓剂适用于各期内痔，主要用于内痔出血、肛门坠胀、内痔的治疗等。由于栓剂所含的成分及其功效各不相同，所以临床应根据痔疮患者病情的不同有选择地应用栓剂，痔疮患者自用栓剂应在医生的指导下进行。比如内痔以出血为主时，应选用止血栓，可用复方消痔栓，该药由中药五倍子、大黄、煅螺蛳壳、橄榄核、冰片等组成，无毒副作用，具有收敛止血的功效，主治各期内痔出血；若以肛门疼痛为主要症状时，则宜选用止痛栓，如消痔痛栓等；若表现为局部炎症或感染的患者，应选用抗感染栓，如氯己定痔疮栓等；当患者表现为黏膜充血糜烂时，可以选用复方角菜酸酯栓（太宁栓），这是一种由从海藻中提取的天然藻胶成分组成的直肠黏膜保护剂，塞肛后可在肛门直肠黏膜表面形成一层黏液状结构，覆盖并保留于受损的直肠黏膜表面，形成一个人工“黏膜屏障”，有效地隔离黏膜刺激及污染物，为受损及有炎症的黏膜提供一个较好的康复环境。同时它还具有润滑作用，能包裹于粪块表面形成一层光滑的外衣，既可减轻粪便对黏膜的摩擦，又可使粪便易于排出，从而促进黏膜上皮修复。

除药物的因素外，栓剂置入的深度及肠道内有无粪便等也会对栓剂的作用造成影响。栓剂置入的深度一般以距肛缘 2 厘米以上较为适宜，因为该部位的药物吸收不经过直肠上静脉，可以防止或减少药物被肝脏微粒酶作用而减弱效果，同时也相应地减少了药物对肝脏的毒副作用。粪便可以影响直肠对药物的吸收，排空粪便有利于药物中的有效成分与肠黏膜接触，所以在使用栓剂前应尽量排空粪便。

一般情况下，使用栓剂治疗痔疮应在大便排空后进行。应先洗净肛门，将栓剂从包装中剥出，在栓头部涂上少许甘油或油膏，然后用手指或栓剂助推器等，顶住栓剂尾部将其缓缓推入肛内一定深度即可。应当注意的是，由于治疗痔疮的栓剂多含有活血化瘀之中药，有一部分还含有冰片、麝香等开窍药，更有含有朱砂、南星等毒性中药者，所以应严格掌握其用量，妊娠期及哺乳期妇女应慎用或禁用。

39 治疗痔疮常用的栓剂有哪些？

咨询： 我最近一段时间总感觉肛门部坠胀疼痛，大便时还时常带血，经检查诊断为混合痔，听说栓剂治疗痔疮的效果不错，同时用于治疗痔疮的栓剂有很多，不同情况的痔疮可选用不同的栓剂，我想了解一下，**治疗痔疮常用的栓剂有哪些？**

解答： 用于治疗痔疮的栓剂有很多，除成药外，还有院内制剂。下面将临床常用者，从药物组成、功能主治、用法用量三方面予以介绍，供您参考。

（1）化痔栓

药物组成：苦参、黄柏、洋金花、冰片、次没食子酸铋。

功能主治：止血，止痛，消炎，解毒，收敛。适用于内痔、外痔、混合痔。

用法用量：肛门用药。每次 1 枚（每枚重 1.4 克），每日 1~2 次，洗净肛门部，将药置于肛门内 2~2.5 厘米深处。

（2）痔疮栓

药物组成：柿蒂、大黄、冰片、芒硝、田螺壳、橄榄核。

功能主治：清热通便，止血，消肿止痛，收敛固脱。适用于各期内痔、混合痔之内痔部分以及轻度脱垂等。

用法用量：直肠给药。每次 1 枚（每枚重 2 克），每日 2~3 次，洗净肛门，将药塞入。使用前可以花椒水或温开水坐浴，

7天为1个疗程，或遵医嘱。

（3）天乳栓

药物组成：天南星、乳香、颠茄流浸膏、鞣酸、盐酸丁卡因等。

功能主治：止痛消炎，表面麻醉。适用于炎性痔、肛裂、肛窦炎等。

用法用量：肛门用药。每次1枚（每枚重1克），大便后或每晚睡前洗净肛门部，将药置于肛门内，严重者可早、晚各用1次。

（4）二黄栓

药物组成：黄连、黄柏、紫草、白芷、冰片等。

功能主治：消炎生肌止痛。适用于肛肠病术后换药。

用法用量：肛门用药。每次1枚（每枚重2克），大便后或每晚睡前洗净肛门部，将药置于肛门内，严重者可早、晚各用1次。

（5）二白栓

药物组成：白矾、白及、肾上腺素、甘油、甘油明胶等。

功能主治：收缩血管，凉血止血。适用于内痔出血。

用法用量：肛门用药。每次1枚（每枚重1.2克），每日2次，分早、晚洗净肛门部，将药置于肛门内。

（6）消痔栓

药物组成：龙骨、轻粉、冰片、珍珠。

功能主治：收敛，消肿，止痛，止血。适用于内痔、外痔、混合痔。

用法用量：肛门用药。每次1枚（每枚重2克），每日1次，洗净肛门部，将药塞入。

（7）九华痔疮栓

药物组成：大黄、浙贝母、侧柏叶、厚朴等。

功能主治：消肿化瘀，生肌止血，清热止痛。适用于各种类型的痔疮、肛裂等肛门直肠疾患。

用法用量：肛门用药。每次 1 枚（每枚重 2.1 克），每日 1 次，大便后或临睡前用温水洗净肛门，将药塞入，痔疮严重或出血量较多者早、晚各塞 1 次。

（8）痔疮止痛栓

药物组成：丁卡因、颠茄流浸膏、普鲁卡因、冰片等。

功能主治：解痉止痛。适用于痔疮疼痛。

用法用量：肛门用药。每次 1 枚（每枚重 2 克），大便后或每晚睡前洗净肛门部，将药置于肛门内，严重者可早、晚各用 1 次。

（9）熊胆痔灵栓

药物组成：熊胆、炉甘石、冰片、蛋黄油、猪胆汁、珍珠母。

功能主治：清热解毒，消肿止痛，敛疮生肌，止痒，止血。适用于内、外痔，肠风下血，肛窦炎及内痔手术后出血等。

用法用量：肛门用药。每次 1 枚(每枚重 2 克)，每日 2 次，洗净肛门部，将药塞入。

（10）马应龙痔疮栓

药物组成：麝香酮、人工牛黄、珍珠、冰片、三七、五倍子、炉甘石、颠茄流浸膏。

功能主治：清热解毒，消肿止痛，止血生肌。适用于各类痔疮、肛裂。

用法用量：肛门用药。每次 1 枚（每枚相当于原药材 0.33

克），每日2次，分早、晚或大便后洗净肛门部，将药置于肛门内。

40 灌肠疗法主要用于什么样的痔疮？如何使用？

咨询：我平时喜欢吃辣椒，最近总感觉肛门部坠胀疼痛，大便时还时常带血，今天到医院就诊，经检查诊断为痔疮，听说灌肠疗法治疗痔疮的效果不错，有很多患者在使用。请您给我介绍一下，灌肠疗法主要用于什么样的痔疮？如何使用？

解答：灌肠疗法是将少量药液通过插入肛门内的肛管缓缓注入直肠以治疗疾病的方法。常用的药液以中药为多，也有采用西药或中西药混合应用的。灌肠疗法主要用于内痔出血、痔疮手术后肛门坠胀以及痔疮伴发直肠炎等。

灌肠疗法治疗痔疮是中医的特色之一，其疗效较好。中药灌肠治疗痔疮可使药物的作用直达病所，增加药物的利用度；通过肛门直肠给药可避免药物对胃黏膜的刺激，药效不受消化道诸多因素的影响，维持时间较长；同时还具有处方灵活、便于因人而异随证加减的特点。中药灌肠应根据病情的不同辨证选取适宜的中药，需要将中药煎煮后，再煎煮多余的水分浓缩后使用。灌肠时要先将药液装入瓶内或注射器内，然后在肛管上涂少量润滑剂或油膏，从肛门中央轻轻插入肛门内，再把药液缓缓注入肛门直肠内。

中药灌肠通常每剂中药煎 2 次，每次将药物浓煎成 50~150 毫升，每次取中药液 20~150 毫升，排空大便后用灌肠器经肛门将药液缓缓注入。一般每日灌肠 1~2 次，每次宜保留 30 分钟以上。初次灌肠药液量大时可能引起不适，所以药量要尽量少，以 50 毫升以下为宜。需要注意的是，肛门及灌肠器具要进行常规清洁消毒，以免造成感染。灌肠的药液温度不能过高也不能太低，温度如过低或过高都会引起患者明显的不适，甚至不得不马上排出体外，温度过高时还会烫伤直肠黏膜，所以灌肠液的温度要适宜，通常控制在 37~40℃。

41 调治痔疮常用的中药灌肠处方有哪些？

咨询：我今年 40 岁，最近总感觉肛门部坠胀不舒服，今天到医院就诊，经检查诊断为痔疮，听说中药灌肠调治痔疮的效果不错，准备试一试，还不清楚中药灌肠的处方。请问**调治痔疮常用的中药灌肠处方有哪些？**

解答：用于调治痔疮的中药灌肠处方有很多，下面介绍一些常用者，供您参考，希望对调治您的痔疮有所帮助。

处方一

处方：白头翁、地榆炭各 20 克，黄连、秦艽、白芍、当归各15克，白及10克。

用法：取上药1剂，加入清水适量，煎取药液200毫升，每次100毫升，于晚睡前保留灌肠，每日1次。

功效：清热解毒，凉血止血。

主治：湿热型内痔出血。

处方二

处方：槐米20克，白及、罂粟壳各15克，地榆炭30克，云南白药粉0.5克。

用法：将槐米、白及、罂粟壳、地榆炭一同放入砂锅中，加入清水适量，煎取药液200毫升，每次100毫升，加入云南白药0.5克，保留灌肠，每日2次。

功效：凉血止血。

主治：内痔出血。

处方三

处方：炒田螺壳、橄榄核（炒炭）各15克，槐米20克，大黄10克。

用法：取上药1剂，加入清水适量，煎取药液80毫升，保留灌肠，每日1次。

功效：清热通便，消肿止痛，收敛止血。

主治：内痔出血。

处方四

处方：五倍子20克，白及15克，锡类散1克。

用法：将五倍子、白及一同放入砂锅中，加入清水适量，煎取药液120毫升，每次60毫升，加入锡类散1克，于晚睡前保留灌肠，每日 1 次。

功效：消肿止痛，收敛止血。

主治：内痔出血。

处方五

处方：白头翁 30 克，黄柏、青皮、陈皮各 20 克，枳壳 15 克，升麻 10 克。

用法：取上药 1 剂，加入清水适量，煎取药液 200 毫升，每次 100 毫升，保留灌肠，每日 1 次。

功效：清热利湿，理气止痛。

主治：痔疮手术后及直肠炎出现肛门坠胀疼痛者。

处方六

处方：苏子、姜厚朴、当归、枳壳、炙甘草各 15 克，制半夏、前胡各 10 克，瓜蒌仁、莱菔子各 20 克。

用法：取上药 1 剂，加入清水适量，煎取药液 160 毫升，每次 80 毫升，保留灌肠，每日 1 次。

功效：理气行滞，润肠通便。

主治：久坐少动引起的肛门坠胀，及痔疮手术后肛门坠胀不适者。

处方七

处方：白芍、柴胡各 30 克，木香、白术、甘草各 20 克，栀子 15 克。

用法：取上药 1 剂，加入清水适量，煎取药液 100 毫升，保留灌肠，每日 1 次。

功效：疏肝理气。

主治：痔疮手术后情志抑郁引起的肛门坠胀不适。

处方八

处方：白头翁20克，炒白术、炒白芍各15克，炒黄连、柴胡、茯苓、厚朴、防风、乌梅、陈皮、甘草各10克。

用法：取上药1剂，加入清水适量，煎取药液200毫升，每次100毫升，于晚睡前保留灌肠，每日1次。

功效：清热化湿，理气消胀。

主治：痔疮手术后肛门坠胀不适者。

处方九

处方：地榆、白头翁、黄柏各30克，陈皮、青黛各20克，罂粟壳10克。

用法：取上药1剂，加入清水适量，煎取药液200毫升，每次100毫升，保留灌肠，每日1次。

功效：清热利湿，涩肠止泻。

主治：痔疮肿痛伴腹痛泄泻。

处方十

处方：白芍、炒白术各20克，苍术、广木香、升麻各10克，薏苡仁30克，陈皮、柴胡、甘草各15克。

用法：取上药1剂，加入清水适量，煎取药液200毫升，每次100毫升，于晚睡前保留灌肠，每日1次。

功效：健脾利湿，升清降浊。

主治：痔疮伴发直肠炎肛门坠胀泄泻者。

处方十一

处方：炒乌梅、炒薏苡仁各20克，炒白术、炒白芍、当归、党参、茯苓各 15 克，防风、黄连、陈皮各 10 克。

用法：取上药 1 剂，加入清水适量，煎取药液 200 毫升，每次 100 毫升，于晚睡前保留灌肠，每日 1 次。

功效：益气健脾，收涩止泻。

主治：直肠炎慢性泄泻引起痔疮脱出者。

处方十二

处方：黄芩、黄柏、大黄各 20 克。

用法：取上药 1 剂，加入清水适量，煎取药液 200 毫升，每次 100 毫升，保留灌肠，每日 1 次。

功效：清热解毒，泻下通便。

主治：痔疮里热盛实伴发便秘者。

处方十三

处方：枳实、当归、生地黄、厚朴、桃仁、赤芍各 15 克，大黄（后下）、芒硝（冲）、生甘草各 10 克，莱菔子 20 克。

用法：取上药 1 剂，加入清水适量，煎取药液 200 毫升，每次 100 毫升，保留灌肠，每日 1 次。

功效：清热泻火，泻下通便。

主治：燥热内结引起的大便干结，肛门灼热，痔疮肿痛。

处方十四

处方：白芍、熟地黄、麦冬、火麻仁各 20 克，何首乌 30 克，当归、女贞子、锁阳、韭菜子、桃仁各 15 克。

用法：取上药 1 剂，加入清水适量，煎取药液 200 毫升，每次 100 毫升，于晚睡前保留灌肠，每日 1 次。

功效：补脾益肾，增液通便。

主治：无便意或排出困难，努挣乏力引起痔疮伴脱出者。

处方十五

处方：炙黄芪、生何首乌、火麻仁各30克，肉苁蓉、生白芍、槐角各20克，升麻、厚朴各15克。

用法：取上药1剂，加入清水适量，煎取药液200毫升，每次100毫升，于晚睡前保留灌肠，每日1次。

功效：益气健脾，润肠通便。

主治：气虚便秘，痔疮脱出。

42 结扎疗法有哪些适应证和禁忌证？

咨询：我最近一段时间大便时常带血，肛门部还总感觉不舒服，今天到医院就诊，经检查诊断为内痔，听说结扎疗法治疗痔疮的效果不错，不过有适应证，还有禁忌证。请问结扎疗法有哪些适应证和禁忌证？

解答：结扎疗法是用线结扎或缝扎内痔核根部，阻断痔核血液供应，使内痔核因缺血而发生坏死、脱落，创面逐渐修复愈合以治疗痔疮的一种传统疗法。

结扎疗法治疗痔疮有着悠久的历史，在长沙马王堆汉墓出土的帛书中，人们就发现有结扎疗法的记载，在宋代王怀隐等所著的《太平圣惠方》中记载有“用蜘蛛丝，缠系痔鼠乳头，不觉自落”。结扎疗法是中医治疗痔疮的基本方法，结扎疗法所用的线以前采用蜘蛛丝或药物浸制的药线，现在一般采用丝线或化学合成线。结扎疗法的特点是以线代刀，缓慢切割痔核，较易保留黏膜桥，以防止肛门狭窄，另外结扎使黏膜桥两侧面丰富的血管得以栓塞，可避免手术切割黏膜桥易致出血的弊端。

结扎疗法具有疗效好、痛苦小、基本没有后遗症等特点，适用于二期、三期内痔，混合痔的内痔部分以及个别巨大的内痔，对纤维化的内痔则更为适宜。因结扎可导致较剧烈的疼痛，通常不用于结扎外痔。需要注意的是，对因门静脉高压或直肠肿瘤引起的内痔，患有严重肺结核、高血压、肝病、肾脏疾病、血液系统疾病及癌症者，肛门周围伴有急性脓肿或湿疹者，痢疾或腹泻者，临产期孕妇等，均禁用或暂时不宜用结扎疗法。

目前，临床常用的痔结扎疗法主要有单纯结扎法和胶圈结扎法两种，其中单纯结扎法又可分为非贯穿结扎和贯穿结扎两种。非贯穿结扎是用血管钳钳夹痔核根部，将粗丝线系于钳下，在逐渐放松血管钳的同时慢慢勒紧丝线以结扎痔核，贯穿结扎则是用缝针引线穿过痔核根部，再行结扎的方法。

43 内痔胶圈套扎疗法是怎么回事？

咨询：我今年 43 岁，平时喜欢吃辣椒，最近一段时间总感觉肛门部坠胀疼痛，还常有黏液外溢，污染内裤，今天到医院就诊，经检查诊断为内痔，医生建议采用内痔胶圈套扎疗法。请问内痔胶圈套扎疗法是怎么回事？

解答：内痔胶圈套扎疗法是用特制套扎器将胶圈（以前多用自行车气门芯，现在常用特制胶圈）套于痔核基底部，通过胶圈的弹性收缩阻断痔核的血液供应，使痔核发生缺血坏死，最终脱落，创面组织修复愈合，从而达到治疗痔核目的的一种治疗内痔的方法。

内痔胶圈套扎疗法是从单纯结扎法演变而来的，起始于 20 世纪 50 年代，经过不断改进技术日渐完善，疗效不断提高，现今仍是治疗内痔较常用的方法之一。目前常用的套扎器大体分为两种，一种是牵拉套扎器，另一种是吸引套扎器。牵拉套扎器先用夹持钳将痔体拉入套扎器套管内，再把胶圈由套扎器推至痔核根部；吸引套扎器则是用吸引装置将内痔吸入套扎器套管内，然后把胶圈由套扎器推至痔核根部。

内痔胶圈套扎疗法主要适用于痔核体积较小、纤维化尚不明显的一期、二期内痔及混合痔的内痔部分。内痔胶圈套扎疗法的主要优点是操作简便，疗效较好，治疗比较彻底，患者痛苦小，并发症少，治疗费用相对低廉，一般多用于门诊治疗，也便于在基层推广。缺点是少数患者治疗后可能出现肛门坠痛、排尿障碍以及继发大出血，故治疗后需加强观察，防止大出血的发生。

44 激光疗法是怎么回事?

咨询: 我今年41岁,平时喜欢吃辣椒,最近一段时间总感觉肛门部坠胀疼痛,大便时还时常带血,今天到医院就诊,经检查诊断为痔疮,医生建议采用激光疗法,我是第一次听说用激光疗法治疗痔疮。请问激光疗法是怎么回事?

解答: 激光疗法是近年来兴起的一种新的治疗痔疮的方法,它是利用激光辐射到机体组织产生的一系列生物物理反应以治疗调养疾病的方法。激光治疗主要有热、冲击波、光化学和磁场四种效应,能迅速引起痔核组织凝固变性、坏死,经1周左右自行分离脱落,所留创口由纤维组织修复而愈。

高功率的激光有一定的穿透力,能击穿照射部位组织而起到手术刀切割组织的作用,可以切除痔核。目前,激光器的种类很多,有气体激光器、液体激光器和固体激光器等,各类激光器功率大小不同,用途亦各异。运用激光疗法治疗痔疮时,应根据治疗之需要和目的选用不同功率的激光器。

激光疗法适合治疗各期内痔、混合痔,其操作方法是患者取截石位,肛门直肠部常规消毒,在局部麻醉下,用止血钳夹住痔的基底部,同时将痔的周围组织用盐水纱布保护好,再用激光器对准已夹好的痔,沿血管钳切割,对较大的内痔,切割后要注意出血,必要时可缝扎1~2针,术毕用凡士林纱条覆盖创面。

在应用激光疗法治疗时应严格掌握适应证和禁忌证，掌握好激光剂量及手术范围，要注意做好必要的防护措施，以免造成对正常组织的损害。要熟悉激光器的性能，严格调控功率和照射的时间和距离，防止组织受到不必要的损害，造成不良后果，同时还应注意术后继发感染和出血等问题。

45 微波疗法是怎么回事？

咨询：我同学孙某，去年曾患痔疮，是用微波疗法治好的，我最近一段时间总感觉肛门部坠胀疼痛，大便时还时常带血，经肛门镜检查诊断为痔疮，也准备用微波疗法治疗，想先了解一下微波疗法。请您给我讲一讲：**微波疗法是怎么回事？**

解答：微波是指波长在 1 米与 1 毫米，频率在 300 兆赫到 300 吉赫的电磁波，它在本质上与无线电广播用的中波和短波相同，只是由于它的波长更短，故称为微波。微波疗法是一种利用高频电磁波治疗疾病的方法，微波治疗痔疮主要是通过微波辐射到病灶后，被不同组织吸收所产生的一系列生物物理效应而奏效，微波最重要的治疗作用为热辐射反应，其次是磁疗效应，临床利用微波治疗痔疮有理疗方法（包括肛门直肠腔内辐射法和直肠腔外辐射法两种）和凝固烧灼方法两种。

微波的频率极高，振荡周期很短，当微波作用于机体时，可使细胞内液、外液中的 Na^+、K^+、Cl^- 等离子在电磁场中发生趋向运动，产生振动，摩擦碰撞而发热，使局部升温，加快了血液循环和局部炎症物质的代谢，降低感觉神经的兴奋性，降低局部肌肉和结缔组织肌张力，并能加强白细胞的吞噬作用。微波疗法能有效地改善组织局部血液循环，促进组织水肿的吸收，有利于血管和神经功能的恢复，并有消炎止痛的作用。高强度的微波功率可使蛋白质迅速凝固，痔血管从细胞变性而纤维化，达到止血硬化的作用，从而大大缩短疗程。微波疗法适用于一期、二期内痔和血栓性外痔，而三期内痔及环状痔脱垂严重者效果较差。

46 红外线凝结疗法的适应证有哪些?

咨询：我平时喜欢饮酒，最近一段时间总感觉肛门部坠胀疼痛，大便时还时常带血，今天到医院就诊，经检查诊断为内痔，医生建议采用红外线凝结疗法治疗，听说红外线凝结疗法有适应证。请问红外线凝结疗法的适应证有哪些?

解答：红外线凝结疗法治疗内痔是近年来兴起的新的治疗痔疮的方法，治疗原理是红外线照射后可引起痔黏膜下纤维化，使出血停止，肛垫固定，不再脱垂而治愈。红外线凝结疗法的特点是操作方法简单，收效快，痛苦少，并且可以进行多次治疗。

红外线凝结疗法的适应证包括一期、二期内痔（二期内痔疗效最好）。治疗操作时患者排空二便，取侧卧位，肛门直肠部常规消毒，在肛门镜下充分暴露痔核，将红外线凝固治疗头直接与痔核上缘接触，并稍加压力，然后开始凝固，时间为1~1.5 秒，每个痔核必须做 3~4 次照射，每次可照射 3 个痔核。照射结束后不需做特殊处理，术后要保持大便通畅及肛门清洁，每日肛内用痔疮栓或注入痔疮膏等，一般 1~2 周即可治愈。

应用红外线凝结疗法治疗痔疮时，要注意必要的防护措施，以防红外线的损害作用。要熟悉红外线治疗机的性能，严格调控功率、照射时间和距离，防止组织受到不必要的损害，造成不良后果。用红外线进行照射治疗仍属有损伤性手术，同样应注意术后继发性感染和出血等问题，同时应严格掌握适应证和禁忌证，掌握好照射量及照射范围，以免发生继发感染、出血及肛门狭窄等并发症。

47 内痔注射疗法的适应证有哪些?

咨询： 我最近总感觉肛门部坠胀疼痛，大便时还时常带血，经检查诊断为内痔，医生建议手术治疗。我害怕痛苦不准备手术，听说有一种内痔注射疗法，不仅无痛苦，治疗内痔的效果也不错。请问**内痔注射疗法的适应证有哪些?**

解答： 内痔注射疗法是在枯痔疗法基础上发展而来的，是中医学与现代科学相结合的产物，系指将枯痔药制成注射液，通过对痔核基底部注射药物，引起局部轻重不同的无菌性炎症反应，导致纤维组织增生，将曲张的静脉包绕于瘢痕组织内，瘢痕组织挛缩，痔核萎缩，使痔及其周围组织固定在黏膜下肌层，从而达到止血、防止痔核脱垂、减轻或消除痔疮患者自觉症状为目的的一种治疗内痔的方法。

内痔注射疗法是目前临床中较常用的治疗方法，常用药物有复方枯痔油、枯脱油、消痔灵注射液、603 消痔液等，其中尤以北京广安门医院史兆歧教授发明的消痔灵注射液疗效最好，应用最广。内痔注射疗法主要用于内痔及混合痔之内痔部分的治疗，一般不用于治疗外痔，通常无并发症的内痔均可采用内痔注射疗法治疗，但其疗效与分期有一定关系。主要表现为以下几点。

（1）一期内痔是内痔注射疗法的最佳适应证，注射治疗后可较长时间无任何不适症状，达到完全治愈。

（2）二期内痔痔核较小的，注射治疗后疗效接近一期内痔，而痔核较大者或接近于三期内痔者，则效果稍差。但也可使出血停止或减轻，使痔核缩小，不再脱出。

（3）三期内痔采用内痔注射疗法治疗，其疗效差于一期、二期内痔，通常疗效较差，一般不主张运用。但近年来国内有在三期内痔增多采用内痔注射疗法治疗的趋势。特别是对年老体弱，患有多种疾病，全身状况较差，难以耐受手术者；或长期出血，严重贫血者；或因种种原因暂时不能手术者，内痔注射疗法常常是一种较好的选择。

48 消痔灵注射液有什么功效？如何运用消痔灵四步注射疗法治疗痔疮？

咨询： 我最近一段时间总感觉肛门部坠胀疼痛，大便时还时常带血，经检查诊断为混合痔，医生建议用消痔灵注射液，采取消痔灵四步注射疗法治疗。请您给我介绍一下，消痔灵注射液有什么功效？如何运用消痔灵四步注射疗法治疗痔疮？

解答： 消痔灵注射液是由北京广安门医院史兆歧教授发明的，它含有明矾、五倍子、低分子右旋糖酐、枸橼酸钠、甘油等成分，是一种中西药相结合的注射用液体。消痔灵注射液具有收敛、抑菌、止血等作用，它集硬化、萎缩功能于一体，能使小动脉内血栓形成加快，且毒性较小，注射后可使内痔萎缩消失，从而达到治疗的目的，是当今内痔注射疗法中疗效最好、应用最广的一种注射用药。

消痔灵注射液适用于各期内痔、内痔出血、静脉曲张性混合痔等，尤其是晚期内痔及由晚期内痔发展而成的静脉曲张性混合痔。内痔嵌顿发炎，伴有急性肠炎、痢疾，以及皮赘外痔等，则禁用消痔灵注射治疗。消痔灵注射液的用法为肛门镜下内痔局部用药，内痔出血、早期内痔用 1% 普鲁卡因注射液稀释消痔灵注射液原液，配成 1 ∶ 1 的溶液，注射到黏膜下层，用量相当于内痔的体积为宜，中、晚期内痔和静脉曲张性混合痔则应按四步注射法进行。

运用消痔灵四步注射疗法治疗痔疮时，第一步注射到内痔上方黏膜下层动脉区，第二步注射到内痔黏膜下层，第三步注射到黏膜固有层，第四步注射到齿线上方痔底部黏膜下层。第一步和第四步用 1% 普鲁卡因注射液稀释消痔灵注射液原液，配成 1 ∶ 1 的溶液；第二步和第三步用 1% 普鲁卡因注射液稀释消痔灵注射液原液，配成 2 ∶ 1 的溶液。根据痔的大小，每个内痔注入 6~13 毫升药液，总量控制在 20~40 毫升。

应当注意的是，操作时注射部位不要在同一平面上，否则易出现环状瘢痕引起肠腔狭窄，注药的深浅要合适，过深进入肌层或过浅注射在黏膜表层都易引起坏死。急性肠炎、内痔发炎时需待消炎后使用，运动员慎用，注射后偶见出血。

49 痔疮能否用针灸治疗?

咨询：我今年 34 岁，最近总感觉肛门部坠胀疼痛，还常有黏液外溢，污染内裤，今天到医院就诊，经检查诊断为内痔，刚才上网百度了一下，说是针灸也能治疗痔疮，我准备试一试，但又不太相信。请问痔疮能否用针灸治疗?

解答：针灸疗法是中医学的重要组成部分，它通过针刺与艾灸调整脏腑经络气血的功能，从而达到防治疾病目的。“针”是指“针刺”，是利用各种针具刺激穴位以治病的方法；

“灸”是指“艾灸”，是用艾绒在穴位上燃灼或熏熨来治病的方法。《灵枢·官能》中说：“针所不为，灸之所宜。”《医学入门》中也说：凡病“药之不及，针之不到，必须灸之。”艾灸可以弥补针刺之不足，针刺和艾灸常配合应用，故常针灸并称。

针灸疗法历史悠久，早在新石器时代，人们就利用锐利的小石片（即“砭石”）砭刺人体的某一部位来治疗疾病，汉代《说文解字》就有“砭，以石刺病也”的记载，这就是针法萌芽阶段的所谓“砭术”，灸疗的产生则是在火的发现和应用以后。随着医学科学的发展，针灸疗法的内容不断丰富，疗效大大提高。针灸疗法具有适应证广泛、疗效明显、经济安全等特点，既能防病治病，又能养生保健，深受广大患者的欢迎。

运用针灸治疗痔疮古来有之，早在《黄帝内经》中就有针刺治疗痔疮的经验和穴位记载。晋代的《针灸甲乙经》中有“痔痛，攒竹主之，会阴主之”的论述。之后历代医家总结有众多的针灸治疗痔疮的穴位和方法，且经过当今医家证实，针灸对痔出血、脱出、肿痛、肛门下坠等都有较好的疗效。临床上常取龈交、白环俞、长强、承山等穴，同时还可配以二白、三阴交、委中、肾俞、大肠俞、命门、气海、昆仑、太冲等穴，此外也可根据辨证调整配穴。需要说明的是，针灸只能作为辅助手段以消除或减轻痔疮患者的自觉症状，控制其发作，药物熏洗、药物贴敷以及手术治疗是治疗痔疮的主要手段。

50 按摩疗法能调治痔疮吗?

咨询: 我患有痔疮，正在局部外用马应龙痔疮膏治疗，自从得病以后，我特别关注有关痔疮的防治知识，我知道手术治疗、药物治疗都是治疗痔疮常用的方法，听说按摩也能调治痔疮，我是将信将疑。请问**按摩疗法能调治痔疮吗?**

解答: 按摩又称推拿，它是通过按、压、拿、摩等手法作用于人体体表的特定穴位或部位，给机体一定的良性刺激，以调节人体的生理、病理状态，达到防病治病目的的一种独特治疗方法。

按摩治病在我国已有悠久的历史，由于其方法简便，行之有效，适应证广泛，不需要耗费过度的精力，不增加患者的经济负担，也不会产生明显的不良反应，可随时随地来做，老少皆宜，所以深受人们的欢迎。随着研究的不断深入，按摩的应用范围日益扩大，按摩的方法不断变换增多，近年来更有高级电子按摩器、多功能按摩器等新的按摩器具不断涌现。现今，按摩不仅是中医治疗疾病的常用方法，也是现代家庭用以解除疲劳、缓解病痛和保健强身的重要手段，更是一种享受。

按摩的过程是轻松舒适的，按摩疗法治疗调养疾病是行之有效的。按摩疗法不仅可治疗跌打损伤、腰膝酸痛等外伤科疾病，缓解肢体酸沉疼痛不适等症状，也可调治内科、儿科、妇科等疾病。按摩疗法确实能调治痔疮，痔疮是局部血脉淤积的结果，痔疮患者通过适宜的按摩，能改善局部血液循环，具有疏通经络、活血化瘀、调和阴阳、调整脏腑功能之功效，有助于纠正便秘，减轻或消除痔疮患者肛门部疼痛坠胀等自觉症状，防止病情反复，痔疮患者可在医生的指导下进行自我按摩调养。

需要说明的是，按摩疗法调治痔疮的作用局限且较弱，临床中单独应用按摩疗法调治痔疮者较少，通常宜与手术治疗、药物治疗、饮食调养等其他治疗调养方法相互配合，以发挥综合治疗的优势，提高临床疗效。

第三章
自我调养痔疮

俗话说，疾病三分治疗，七分调养。这足以说明自我调养在疾病治疗中的重要性。如何选择适合自己的调养手段，是广大痔疮患者十分关心的问题。本章详细解答了痔疮患者自我调养过程中经常遇到的问题，以便在正确治疗的同时，恰当选择调养手段，只有这样做，才能消除痔疮引起的诸多身体不适，保持身体健康。

01 痔疮患者起居养生的要点有哪些?

咨询: 我今年44岁,患有痔疮,正在局部外用马应龙痔疮膏治疗,我知道痔疮患者应注意自我调养,保持规律化的生活起居,但具体怎么做还不是太清楚。请问**痔疮患者起居养生的要点有哪些?**

解答: 起居养生是指通过科学合理的生活方式,来达到促进健康、调养疾病的目的。生活起居与痔、瘘、裂、痈等痔疮类疾病的发生发展有着十分密切的关系,恰当合理的生活起居有助于痔、瘘、裂、痈等痔疮类疾病的治疗和康复,痔疮患者应科学地安排每一天的生活。痔疮患者的起居养生,应着重注意以下几点。

(1)做到日常生活有规律:痔、瘘、裂、痈等痔疮类疾病一定要做到生活有规律,每天按时睡觉,按时起床,并制定出生活时间表,养成有节奏、有规律的生活习惯,不要因为工作、社交活动、家庭琐事或娱乐破坏正常的作息时间。早晨起床后最好到室外活动一会,多呼吸新鲜空气,工作与休息要交替进行,做到劳逸结合,体力劳动后应注意充分休息,脑力劳动后应注意精神松弛。

(2)坚持适量的运动锻炼:生命在于运动,运动锻炼是痔疮患者起居养生的一项重要内容,对痔、瘘、裂、痈等痔疮类疾病的治疗和康复大有好处,但若锻炼失当,不但起不到健身的效果，反而会给机体造成损害。痔、瘘、裂、痈等痔疮类疾病患者可根据自己的工作、身体条件，以及病情的轻重等，在医生的指导下选择适合自己的运动锻炼项目，如选择散步、慢跑、提肛运动、打太极拳等，并长期坚持，三天打鱼，两天晒网，是不会取得应有的效果的。

（3）重视日常饮食的调养：痔、瘘、裂、痈等痔疮类疾病患者的饮食问题是患者及其家属普遍关心的问题，调配好痔疮患者的一日三餐，不仅可保证营养，治疗调养便秘和痔疮，对防止病情反复也有重要意义。不良的饮食习惯，如食物过于精细、过食辛辣食物、缺少必要的食物纤维素、嗜酒等，特别容易造成便秘和引发痔疮，也不利于其治疗和康复，要治疗便秘和痔疮，必须讲究合理饮食，科学进餐。

（4）养成定时排便的习惯：要养成良好的排便习惯，不管有无便意，都要定时去厕所，最好每日定时排便 1 次（如晨起后排便），以建立良好的排便习惯和规律，并长期坚持，这样可逐渐形成特有的动力定型和条件反射，习惯后则能按时排便，保持大便顺畅。无论工作多紧张，不可抑制便意和破坏正常的排便习惯。排便时精力要集中，克服大便时看报纸、看小说或听广播等不良习惯，并且要保证排便有较充足的时间，以利正常排便，同时也要注意不要蹲厕太久。

（5）做到天天都有好心情：对于痔、瘘、裂、痈等痔疮类疾病患者来说，保持心理平衡至关重要，对于不满意的人或事，要进行“冷处理”，避免正面冲突。要培养多方面的兴趣，积极参加力所能及的社会公益活动及适合自己的文化娱乐活动，也可以培养自己的一些业余爱好，如绘画、书法、种花、养鸟、垂钓等。良好的兴趣和爱好可以开阔胸怀，陶冶情操，缓解身心紧张劳累，对于调节情绪和保持心理平衡大有裨益。愿所有的痔疮患者时时都能心情舒畅，天天都有好心情。

02 饮食疗法能调治痔疮吗？

咨询：我大便干结难解已有一段时间，最近又出现了肛门部坠胀疼痛，经检查诊断为痔疮，医生说我的痔疮与便秘有很大关系，通过饮食疗法、调整饮食结构，不仅能够纠正便秘，而且还能调治痔疮。请问**饮食疗法能调治痔疮吗？**

解答：饮食疗法又称“饮食调养”“食物疗法”，简称“食疗”，它是通过改善饮食习惯，调整饮食结构，采用具有治疗作用的某些食物（疗效食品）或适当配合中药（即药膳），来达到治疗疾病、促进健康、增强体质目的的一种防病治病方法。

人们常说“民以食为天”，粮油米面、瓜果蔬菜、盐酱醋茶，我们每天都要与之打交道。饮食在人类生活中占有非常重要的地位，食物是人体生命活动的物质基础，可改善人体各器官的功能，维持正常的生理平衡，调整有病的机体。我国自古以来就有“药食同源”之说，中医学十分重视饮食调养，早在《黄帝内经》中就有“五谷为养，五果为助，五畜为益，五菜为充”的记载，提出合理的配膳有利人体的健康。唐代伟大的医学家孙思邈在《备急千金要方》中说：“凡欲治疗，先以食疗，既食疗不愈，后乃用药尔。”清代医家王孟英也说：“以食物作药物，性最平和，味不恶劣，易办易服。”古希腊著名医学家希波克拉底也曾强调指出，“营养适宜，治疗彻底”，并提出“食物药物，应互为替补”。这些都说明了饮食调养对人体的健康、疾病的治疗具有特别重要的作用。食疗可以排内邪，安脏腑，清神志，资血气。了解食物的基本营养成分和性味作用，用食平疴，怡情遣病，是自我调养中最高明的“医道”。

不合理的饮食习惯，嗜食辛辣肥腻之食物，是引起便秘和痔疮的主要原因之一，遵循饮食宜忌而调理，适当多吃对调治便秘和痔疮有益的蔬菜、水果等，是便秘和痔疮患者得以顺利康复的重要因素，所以便秘和痔疮患者必须重视饮食调养，注意选用饮食药膳进行调治。在应用饮食药膳调治痔疮时，应以中医学理论为指导，根据痔疮患者的病情和饮食习惯，结合食物不同的营养作用、性味功效，制定适宜的食疗和药膳食谱，做到饮食有节，合理搭配，对症进食，同时要防止饥饱失常和偏食。

03 痔疮患者的饮食调养原则是什么？

咨询： 我今年37岁，患有痔疮，正在局部外用马应龙痔疮膏治疗，我明白饮食调养对痔疮患者十分重要，也想注意饮食调养，就是不知道如何是好，听说痔疮患者的饮食调养是有一定原则的。请问**痔疮患者的饮食调养原则是什么？**

解答：的确，饮食调养对痔疮患者十分重要，痔疮患者的饮食调养是有一定原则的。现将痔疮患者的饮食调养原则简单介绍如下，供您参考。

（1）根据中医辨证对症进食：食物有寒热温凉之性和辛甘酸苦咸五味，其性能和作用是各不相同的，因此痔疮患者在进行饮食调养时，必须以中医学理论为指导，根据不同的病情特点，在辨证的基础上立法、配方、制膳，以满足所需的食疗、食补及营养的不同要求，做到合理搭配，对症进食，切勿盲目乱用。

（2）做到饮食有度防止偏食：美味佳肴固然于身体有益，但不一定就等于无害。饮食虽然可以调养疾病，但若食之过量，甚至偏食，则会导致阴阳失调、脏腑功能紊乱，而诱发新的病证。因此，饮食要有节制，不能一见所喜，就啖饮无度。早、中、晚三餐是人类在长期的历史进程中自然形成的一种最适宜人体需要的饮食规律，过量或不足的饮食对身体都是不利的，也不利于痔疮患者的治疗和康复，一般来说，饮食的基本原则应是早吃好、午吃饱、晚吃少，每餐进食以微饱即可。食疗也要讲究疗程，不宜长时间单纯食用某一种或某一类食物，要防止食疗过程中的偏食。

（3）注意配合其他治疗方法：饮食调养既不同于单纯的食物，也不同于治病的药物，故在应用过程中需要根据病情全面考虑。一般来讲，食疗的作用较弱，只能作为一种辅助调治手段，应注意与药物治疗、起居调摄、情志调节等其他治疗调养方法配合应用，以发挥综合治疗的效能，提高临床疗效。

04 痔疮患者如何判断自己的体质？

咨询： 我患有痔疮，知道自我调养的重要性，也清楚不同体质类型调养的侧重点各不一样，听说中医将人的体质分为九种类型，可以根据这些体质类型有针对性地进行自我调养。请问痔疮患者如何判断自己的体质？

解答： 人在体质上确实存在着个体差异，中医通常将人的体质分为平和质、气虚质、阳虚质、阴虚质、痰湿质、湿热质、瘀血质、气郁质以及特禀质九种类型。了解人的体质特点，是正确进行自我调养的前提和基础，也是辨证用膳、正确选择食疗方法的重要一环，痔疮患者可根据以下描述判断自己的体质类型。

（1）平和质：先天禀赋良好，后天调养得当。体形匀称，面色红润，精力充沛，性格随和开朗，饮食、睡眠及大小便正常，平素患病较少，对外界环境适应能力较强。

（2）气虚质：先天本弱，后天失养，或病后气亏。肌肉不健壮，说话没劲，经常出虚汗，疲乏无力，性格内向，易患感冒，头晕心悸，面色萎黄，食欲不振，不耐寒热，比较胆小，做事不爱冒险。

（3）阳虚质：先天不足，或病后阳亏。多形体白胖，平素怕冷，四肢不温，喜热饮食，不敢吃冷东西，精神不振，睡眠偏多，腰酸腿软，性格多沉静、内向，耐夏不耐冬。

（4）阴虚质：先天不足，或久病失血、纵欲耗精、积劳伤阴。体型瘦长，怕热，经常感到手脚心发热，大便干燥，小便短赤，两目干涩，皮肤偏干，睡眠差，平素易口干舌燥，性情急躁，耐冬不耐夏。

（5）痰湿质：先天遗传或后天过食肥甘。体型肥胖，面部皮肤油脂较多，眼睑浮肿，容易出汗，容易困倦，胸闷，痰多，性格稳重、恭谦、豁达，易中风，对梅雨季节及潮湿环境适应能力差。

（6）湿热质：先天遗传或久居湿地，或长期饮酒，湿热内蕴。形体多偏胖，平素面垢油光，易生痤疮、粉刺、疮疖等，易口苦、口干、口臭，大便不爽，小便发黄，男性阴囊潮湿，女性带下增多，性格多急躁易怒，对夏末秋初、湿热交蒸气候较难适应。

（7）瘀血质：先天遗传，或后天损伤，忧郁气滞，久病入络，瘦人居多。易出现瘀斑，易出现身体疼痛，女性多痛经、闭经等，容易烦躁，记忆力不好，容易健忘，易中风，不耐受风邪、寒邪。

（8）气郁质：先天遗传，或因精神刺激，暴受惊恐，所欲不遂，忧郁思虑等。多形体偏瘦，性格内向、不稳定，经常闷闷不乐，多愁善感，忧郁脆弱，敏感多疑，食欲不振，容易心慌，易患郁症，不喜欢阴雨天气。

（9）特禀质：平常说过敏质，也有好多人对不同的物质有过敏现象，这就是中医所说的特禀质，基本等同于过敏体质。因先天因素、遗传因素、环境因素、药物因素等形成，形体无特殊，对外界适应能力差。

05 痔疮患者的饮食如何因人、因时、因地而异?

咨询: 我今年38岁,患痔疮已有一段时间,我知道痔疮患者必须重视饮食调养,也明白痔疮患者的饮食要因人、因时、因地而异,但是具体怎么做还不太清楚。请问**痔疮患者的饮食如何因人、因时、因地而异?**

解答: 痔疮患者由于性别、年龄、体质不同,患病的季节、所处的地理环境各异,加之病情不同、饮食习惯和嗜好也不一样,故不同痔疮患者的饮食应因人、因时、因地而异,原则上应根据痔疮患者的具体情况,选择适宜的食物。

人的体质有阴、阳、强、弱的不同,如阴虚的人形体偏瘦,舌质偏红且瘦而干,易于"上火",情绪易激动,饮食应当以清淡为宜,忌食辛辣火燥之品;而阳虚的人则相对较丰腴,肌肉松弛,舌体胖大而质淡,饮食应偏重甘而温,而不宜寒凉。另外,由于年龄不同,生理状况的差异,故而食疗也有区别。老年人组织器官与生理功能逐渐衰退,应注意补益,但不可太过,否则会适得其反,饮食应当清淡可口,荤素搭配,以素为主,同时烹调要细、软、烂、熟,宜少食多餐。青壮年由于劳动强度相对较大,能量消耗多,应保证食物营养充足、合理多样、富含蛋白质和维生素,忌偏食挑食。

因时而异是适应四季气候的变化,选择相宜食物,但并不排斥其他一般性常用食品。一年中有春夏秋冬四季，节气时令、温度、湿度等是有差别的，痔疮患者在不同季节吃什么、怎样吃也应随时令而有区别。如春夏季节应注意饮食有利于阳气保养，而秋冬季节饮食要有利于阴气维护才有利于养生。春天宜多食小白菜、油菜、胡萝卜、芹菜、菠菜等；夏季以甘寒清凉为宜，适当添加清淡、祛暑的食物，如黄瓜、苦瓜、绿豆、赤小豆、薏苡仁、丝瓜等；秋季可适当多吃荸荠、百合、甘蔗等；冬季则宜多吃红枣、核桃仁、羊肉等。

我国地域辽阔，地理环境多样，尤其风俗各异，饮食习惯也相差很大，因地而异则有利于疾病的治疗和身体的康复。如西北地区多高原，气温低且干燥，故食物宜偏湿润，而南方地区气温偏高、多雨、潮湿，所以食物宜偏辛燥。当然有些地区还有特别的饮食习惯，如四川人爱吃麻辣，上海、苏州、无锡人爱吃甜食，山东人爱吃大葱等，地区性嗜好应当注意，但不能与治病养生的食疗混为一谈。

06 有益于痔疮患者常吃的食物有哪些？

咨询：我最近总感觉肛门部坠胀不舒服，今天到医院就诊，经检查诊断为痔疮，我知道痔疮患者应注意饮食调养，也清楚有些食物适当多吃对疾病的治疗有利，而有些食物应尽量少吃。请问有益于痔疮患者常吃的食物有哪些？

解答：的确，有些食物适当多吃对痔疮的治疗有利，而有些食物则不利于痔疮的治疗和康复，应尽量少吃。下面选取几种日常生活中有益于痔疮患者常吃的食物，逐一简要介绍，希望对您有所帮助。

（1）绿豆：绿豆又名青小豆、植豆、文豆等，是豆科植物绿豆的种子。其味甘，性凉，具有清热解毒、止渴祛暑、利水消肿、降压明目等功效，是夏季常用的消暑佳品，也是高血压、高脂血症、内热失眠以及胃肠积热之便秘、痔疮、肛裂等患者的保健食品。

绿豆的营养价值很高，据测定，每 100 克绿豆中含蛋白质 23 克，脂肪 0.8 克，糖类 60 克，钙 80 毫克，磷 360 毫克，铁 70 毫克，此外还含有胡萝卜素、多种维生素等。痔疮、肛裂、便秘患者，尤其是中医辨证属实热证之患者，时常出现头晕心烦、失眠急躁等症状，呈现火热内扰的证候，绿豆作为清热除烦之佳品，还有调节胃肠功能的作用，常食之能有效缓解上述症状，有助于痔疮、肛裂、便秘的治疗和康复。绿豆的吃法有多种，除制成豆沙、糕点，做绿豆粥、饭外，生成绿豆芽炒食，味道更鲜美，营养也更丰富。

（2）香蕉：香蕉是芭蕉科植物甘蕉的果实，其营养丰富，香味清幽，肉质软糯，吃起来香甜可口，是人们喜爱的佳果。中医认为香蕉味甘，性寒，具有养阴润燥、清热解毒、润肠通便、健脑益智、通血脉、填精髓、降血压等功效。是热病烦渴、便秘、痔疮、痢疾、肛裂、肛瘘、肛周脓肿、冠心病、高血压、脑动脉硬化、失眠等患者的疗效食品。

现代研究表明，香蕉除含有丰富的糖类、淀粉、蛋白质、果胶外，还含有维生素 A、维生素 C、维生素 E 以及钾、钙、铁等物质，其营养价值颇高。香蕉中含有血管紧张素转化酶抑制物质，能抑制血压升高；香蕉中含钠量极低，含钾量却很高，可拮抗钠离子过多造成的血压升高和血管损伤，有助于保护心肌细胞和改善血管功能。香蕉含有的粗纤维和果胶较多，有促进胃肠蠕动和排便作用，是防治便秘、痔疮、肛裂等肛肠疾病的食疗佳品，便秘、痔疮、肛裂等肛肠疾病患者宜常吃多吃。香蕉除了当水果吃外，还有多种吃法，如切片油炸当菜，也可烧汤或腌、煮、煎、熏等。应当注意的是，香蕉性寒，凡脾胃虚寒、腹泻者应少吃，胃酸过多者忌食。

（3）蘑菇：蘑菇又名口菇、白菇，属担子菌科，是世界上人工栽培最广泛、产量最多、消费量最大的食用菌，其味甘，性平，具有补益脾胃、化痰开胃、润燥透疹等功效，是人们常食之副食之一，尤其适合食欲不振、体虚乏力、贫血、慢性肝炎、慢性支气管炎、高脂血症、糖尿病、高血压、前列腺炎、痔疮、便秘等患者食用。

蘑菇含有蛋白质、脂肪、糖类、粗纤维、钙、磷、铁、锌以及维生素 A、维生素 B_1、维生素 B_2、维生素 B_6、维生素 C、维生素 E、维生素 K 等成分，具有降脂减肥、降压降糖以及抗癌、增强免疫功能等多种作用。蘑菇含有丰富的蛋白质，其可消化率达 70%~90%，享有“植物肉”之称；蘑菇所含的多糖类物质具有抗癌作用。蘑菇含有人体生长发育过程所必需的氨基酸，其营养丰富，味道鲜美，能增进食欲，益胃气，是体弱多病者不可多得的营养佳品。应当注意的是，蘑菇虽好，也不可过量食用，脾胃虚寒者更不宜多食。

（4）红薯：红薯又称白薯、地瓜、番薯、甜薯，为薯科植物甘薯的块茎。其味甘，性平，具有补中益气、健脾和胃、生津通便、活血通络之功效。红薯在我国曾广泛种植，是 20 世纪 60~70 年代的主要粮食作物，近年来随着人们生活水平的提高，红薯逐渐被精米、白面所替代，但是心脑血管疾病、糖尿病等“富贵病”患病率的增高，使人们认识到长期食用精制食品会对健康产生不利影响，而红薯因其良好的营养和医疗保健价值重新引起了人们的重视。

红薯含营养素种类较多，每 100 克中含蛋白质 15 克，糖类 25 克，钙 18 毫克，膳食纤维 13 克，其维生素 A 及维生素 B_1、维生素 B_2 的含量比大米和白面还高。红薯中糖类主要成分是淀粉，易被人体消化吸收和利用。红薯可提供给机体大量胶体和粘多糖类物质，能保护黏膜，提高机体免疫力，促进胆固醇的排泄，保持血管壁的弹性，避免过度肥胖，降低血压，防止动脉粥样硬化，保持关节腔里关节面浆膜腔的润滑。红薯含有大量的淀粉和膳食纤维，能促进胃肠蠕动，使肠内大量吸收水分而增加粪便体积，对预防和治疗调养便秘、痔疮、肛裂等肛肠疾病有肯定的作用。红薯是高血压、冠心病、脑动脉硬化、肥胖症、高脂血症、痔疮、肛裂、便秘等患者的良好食品。

由于红薯中含有气化酶，进入胃肠道后容易产气、产酸，只有煮熟蒸透后气化酶才被破坏，其中的淀粉也才能被很好地消化吸收，所以红薯宜熟吃而不要生吃，且不宜吃得过多，以免引起反酸、腹胀及排便过多等。

（5）苦瓜：苦瓜也称“癞瓜”“凉瓜”，为葫芦藤本植物的果实，以其味苦、性寒而得名。《本草纲目》中记载苦瓜“除邪热、解劳乏，清心明目”，苦瓜是人们常吃的清凉蔬菜，因其具有清热明目、解毒之功，所以很适合热病烦渴、中暑、痢疾、目赤疼痛以及疮疡、丹毒、恶疮等患者食用，也是便秘、痔疮、肛裂等患者的疗效食品。

苦瓜其味苦中带甘，嫩而清香，食后令人回味无穷，胃口顿开。古往今来，国人盛誉它为“君子菜”。常言道“良药苦口利于病”，苦瓜正是一味地地道道的良药佳菜。苦瓜含有苦瓜苷、多种氨基酸、半乳糖醛酸、钙、磷、铁、多种维生素、果胶等成分，是瓜类含维生素 E 及维生素 C 最多的品种，其营养丰富。苦瓜能促进胃肠蠕动，具有一定的通便作用，尤其适合实热证之便秘、痔疮、肛裂等患者食用。应当注意的是，苦瓜虽好也不宜多吃，脾胃虚寒者不宜用。

苦瓜的吃法很多且方便，可凉拌生食，也可煎、炒、煸、烧，荤素均宜。“拌苦瓜”可先用开水焯一下，再切成细丝，然后用酱油、麻油、糖、葱、醋一起凉拌；干煸苦瓜可将苦瓜切成片，配以辣酱、豆豉等干煸而成，味苦而辣，醇香可口，是下饭的佳肴；用苦瓜炒辣椒更是解暑除烦的名菜。

（6）萝卜：萝卜又称莱菔、芦菔，为十字花科植物莱菔的根，乃人们常食的优质蔬菜之一。其味辛、甘，性平，具有消食化痰、顺气散积、通便消胀、补虚利尿、醒酒止渴等功效，对感冒、咳嗽、哮喘、食积、高血压、腹胀纳差、呕吐、黄疸、便秘、痔疮、肛裂等病证有辅助治疗作用，是人们常用的疗效食品。

人们常说：“冬吃萝卜夏吃姜，不劳医生开处方。”“萝卜赛过梨。”“十月萝卜小人参。”足以说明萝卜营养保健价值之高。萝卜营养丰富，甜脆可口，所含维生素 C 比梨和苹果高 8~10 倍，维生素 B_2 及无机盐钙、铁、磷的含量也比苹果和梨高，所以人们爱把它当水果吃。萝卜中有促进脂肪代谢的物质，可避免脂肪在皮下堆积，有明显的减肥作用。萝卜中的水分含量也较大，又有较多的淀粉酶、芥子油等物质，是辛辣味的来源，有帮助消化，促进胃肠蠕动和排便的作用，有利于肠道通利，同时上述物质进入胃肠道被肠黏膜吸收进入血液后，即可减少血液黏稠度，加快血液循环，降低血脂的沉降率，防止动脉粥样硬化。

萝卜是便秘、痔疮、肛裂等患者的优质食品，便秘、痔疮、肛裂等肛肠疾病患者多吃萝卜可增进食欲，改善消化功能，促进胃肠蠕动和排便，减轻腹胀、呕吐以及肛门部坠胀疼痛不适等症状，并能补充多种营养物质。

（7）菠菜：菠菜又称菠斯菜、赤根菜、鹦鹉菜、菠棱菜，为藜科植物菠菜的带根全株。《本草求真》中说：“菠菜质滑而利，凡人久病大便不通，及痔漏关塞之人，咸宜用之。”《随息居饮食谱》中也说：“菠菜，开肠膈，通肠胃，润燥活血，大便涩滞及患痔人宜食之。”中医认为菠菜味甘，性凉，具有滋阴润燥、养血生血、活血化瘀、调中下气、开胸润肠等功效，适合于衄血便血、头晕头痛、目赤烦躁、高血压、中风、贫血、肺结核、痔疮、肛裂、便秘等患者食用，是痔疮、肛裂等肛肠病患者不可多得的食疗蔬菜。

现代研究表明，菠菜含有蛋白质、脂肪、糖类、粗纤维、胡萝卜素、维生素 A、维生素 B_1、维生素 B_2、维生素 C、维生素 E 以及钙、磷、铁等成分。菠菜不仅营养丰富，还含有较多的粗纤维，能促进胃肠蠕动和排便，常食菠菜对便秘、痔疮、肛裂等疾病有较好的调养作用。

（8）冬瓜：冬瓜又称白瓜、枕瓜，为葫芦科一年生草本植物冬瓜的果实。我国古代对冬瓜极为推崇，认为它能减肥强身、护肤美容，称“欲得体瘦轻健者，则可常食之”。《神农本草经》

记载冬瓜“味甘、微寒，主治小腹水胀，利小便，止渴”。冬瓜味甘、淡，性微寒，具有清热毒、利小便、止渴除烦、祛湿解暑等功效，乃药食兼用之品，不仅是人们常食之蔬菜，对水肿、胀满、脚气、小便不利、暑热、消渴、痈疮、痔疮等病证也有一定的治疗保健效果。

现代研究表明，冬瓜含有蛋白质、糖类、纤维素、钙、磷、铁、钾及维生素 B_1、维生素 B_2、维生素 C 等，是低热能、低脂肪、含糖量极低的高钾食品。常食冬瓜对前列腺炎、痔疮、便秘、前列腺增生、泌尿系结石、慢性肾炎等多种疾病具有调养作用。冬瓜的食用方法很多，可以炖、炒，也可做馅与配菜，特别是冬瓜与肉类混合同食，荤素搭配，不仅色鲜味美，其营养价值更高。

（9）西瓜：西瓜又名水瓜、寒瓜，是葫芦科植物西瓜的果实，因来自西方而得名。西瓜味甘，性凉，具有清热解暑、除烦止渴、祛湿热、利小便等功效，中医称之为“天生白虎汤”，不仅是夏季的消暑佳品，对暑热烦渴、热盛伤津、小便不利、便秘、口疮、黄疸、痔疮、肛裂等也有一定治疗保健作用。

西瓜含有蛋白质、糖类、维生素、微量元素等营养成分，除不含脂肪外，它的汁液几乎包括了人体所需的各种营养成分。西瓜所含的糖类有葡萄糖、果糖、蔗糖；所含的氨基酸类有谷氨酸、精氨酸、蛋氨酸、瓜氨酸、苯丙氨酸等；所含的维生素类有维生素 A、维生素 C、B 族维生素等。西瓜所含的粗纤维较多，具有通便作用，不仅是便秘患者的疗效食品，也是痔疮、肛裂患者的食疗佳品。由于西瓜其性寒凉，既伤阳助寒，又含水分过多，所以阳虚患者不宜用。

（10）土豆：土豆又称洋芋、马铃薯、山药蛋，为茄科植物马铃薯的块茎。土豆原产于南美洲，近百年才传入我国，它既可代替粮食作主食，又可当菜吃，是日常餐桌上不可缺少的食物。土豆味甘，性平，具有健脾益胃、益气和中、消炎解毒等功效。很适合消化不良、食欲不振、神疲乏力、习惯性便秘、筋骨损伤、关节疼痛、高脂血症、高血压、前列腺炎、痔疮、肛裂、慢性胃炎、慢性支气管炎等患者食用。

现代研究表明，土豆含有多种维生素及大量的优质纤维素，还含有蛋白质、脂肪、优质淀粉以及微量元素等。土豆所含的蛋白质是完全蛋白，赖氨酸含量较高，糖类以淀粉的形式存在，易为人体消化吸收。土豆含有丰富的钾，每 100 克土豆约含钾 500 毫克，属高钾食品，能增加血管弹性，具有防治高血压和保持心肌健康的作用。土豆中所含的膳食纤维有促进胃肠蠕动和加速胆固醇在肠道内代谢的作用，可防治习惯性便秘和血胆固醇增高，对痔疮、肛裂也有调养作用。土豆中所含的维生素 C 等不仅对脑细胞具有保健作用，而且还能降低血中胆固醇，使血管富有弹性。土豆有多种吃法，既可煎、炒、炸，又可烧、煮、扒，可烹调出十几种美味菜肴，还可“强化”和“膨化”，患者可根据自己的口味和喜好烹调食用。由于土豆含有对机体有害的龙葵碱，这种有毒物质多集中于土豆皮、芽胚里，机体摄入较多时会引起恶心、腹泻等中毒反应，因此，食用时一定要去皮，特别是要削净已变绿的皮，并挖去芽胚，以防不测。

（11）黄瓜：黄瓜又称菜瓜、胡瓜、青瓜，是葫芦科草本植物黄瓜的果实。其味甘，性凉，具有清热解毒、下气通便利水、减肥美容之功效，生吃可解渴除烦，熟吃有利水作用，是人们常吃的蔬菜之一。

现代研究表明，黄瓜含有蛋白质、脂肪、钙、磷、铁、B

族维生素、丙醇二酸、维生素C、维生素E、烟酸等成分，其营养价值颇高。黄瓜含有的纤维素对于促进胃肠道蠕动和降低胆固醇、降低血压有一定的作用；维生素E有抗衰老的作用；丙醇二酸能抑制糖转化为脂肪；维生素C、烟酸等物质参与体内糖代谢以及氧化还原过程，参与细胞间质的生成，降低毛细血管的脆性。另外黄瓜还能抑制胆固醇的合成，具有降血脂、抗血栓形成的功效。黄瓜不仅是人们常吃的优质蔬菜，也是高血压、冠心病、肥胖症、失眠、便秘、痔疮、肛裂等疾病的食疗佳品，便秘、痔疮、肛裂患者，尤其是胃肠积热之患者，宜经常食之。

（12）蜂蜜：蜂蜜亦称蜂糖，是由蜜蜂采集花粉酿制而成。蜂蜜是大自然赠予人们的奇异礼物，它不仅味道甜美，营养丰富，而且是治疗多种疾病的良药，被誉为“健康之友”。中医认为蜂蜜味甘，性平，具有滋养补中、润肺止咳、清热解毒、健脾益胃、养血护肝、润肠通便、缓急止痛、益寿养颜、强壮身体等作用，是男女老幼皆宜的优良食品和良药。

据测定，蜂蜜中含有60多种有机和无机成分，主要成分是糖类，其中果糖占39%，葡萄糖占34%，蔗糖占8%，其次是蛋白质、糊精、脂肪、多种有机酸、酶类和维生素，故是滋补上品。现代研究表明，常吃蜂蜜可促进人体组织的新陈代谢，调整胃肠功能，增进食欲，改善血液循环，恢复体力，消除疲劳，提高性功能，增强记忆，润肺止咳，防止大便秘结和痔疮、肛裂。因此蜂蜜对体质虚弱者及高血压、冠心病、神经衰弱、慢性支气管炎、贫血、失眠、便秘、痔疮、肛裂、慢性胃炎、前列腺炎、前列腺增生等患者都是非常有益的。由于蜂蜜含有的多种氨基酸、维生素及其他营养物质在高温条件下，如加热到97℃以上时，其中营养素几乎全被破坏，所以食用蜂蜜不能煮沸，也不宜用沸水冲服，最好用低于60℃的温开水冲服，或拌入温牛奶、豆浆、稀粥中服用。另外，食用蜂蜜要注意不吃生蜜，尤其是夏季产的生蜜，因为夏季野花众多，蜜蜂采了部分有毒野生植物的花粉，所酿的蜂蜜可引起中毒，夏季酿蜜需经化验加工后方可食用。

（13）番茄：番茄又名西红柿、洋柿子、番李子，是茄科植物的新鲜成熟果实，我国各地均有种植。其味甘、酸，性微寒，具有生津止渴、凉血平肝、健胃消食、润肠通便、清热解毒、补肾利尿等功效。番茄是日常生活中常食之蔬菜，尤其适合于热病伤津口渴、食欲不振、暑热内盛、胃肠积热以及肝胆热盛者食用，便秘、痔疮、肛裂患者宜常食之。

番茄含有蛋白质、脂肪、糖类、维生素 B_1、维生素 B_2、维生素C、维生素P、纤维素及钙、磷、铁、锌等成分，其营养丰富，是果、蔬、药兼备的食物。番茄含有大量的维生素C，不仅能防治坏血病，预防感冒，促进伤口愈合，还有抗氧化作用，对降低胆固醇、防治动脉硬化有肯定的疗效。番茄中的番茄素有助消化和利尿作用，可改善食欲。番茄含有较多的纤维素，可促进肠蠕动，有助于正常排便。番茄中的黄酮类物质有显著的降压、止血、利尿作用，番茄中无机盐含量也非常高，属高钾低钠食品，有利于降压、改善血管功能和保护心肌细胞。番茄中B族维生素含量非常高，其中包括具有保护心脏和血管、防治高血压的重要物质芦丁。常吃番茄对脑动脉硬化、高血压、脑血栓、冠心病、神经衰弱、便秘、痔疮、肛裂等多种疾病有辅助治疗作用。对于便秘、痔疮、肛裂患者来说，食用番茄好似一剂良药，能补充营养，增加食欲，促进胃肠蠕动，改善或消除腹胀、便秘、肛门部坠胀疼痛不适等症状，所以便秘、痔疮、肛裂患者宜常吃番茄。番茄的吃法有多种，既可当水果生食，也可当蔬菜炒煮、烧汤佐餐等，还可加工成番茄汁或番茄酱长期保存供食用。

（14）玉米：玉米又称苞谷、苞米、棒子、玉蜀黍，是乔本科植物玉蜀黍的成熟果实。其味甘，性平，具有降糖降脂、健脾益胃、通便利尿、益肺宁心、清湿热、利肝胆、抗动脉硬化等功效，作为主食，尤其适用于尿路感染、慢性肾炎、肝炎、黄疸、胆囊炎、便秘、痔疮、肛裂、自汗、盗汗、高血压等患者食用。

玉米的营养较为丰富，每 100 克玉米含蛋白质 8.5 克，脂肪 4.3 克，淀粉 72.2 克，还含有较丰富的维生素 B_1、维生素 B_2、维生素 B_6、维生素 E、胡萝卜素、纤维素，以及钙、磷、铁、硒等。玉米所含的脂肪主要是不饱和脂肪酸，其中 50% 为亚油酸，亚油酸可抑制胆固醇的吸收。玉米油中维生素 E 较多，是一种良好的药物，长期食用可降低血中胆固醇，软化血管。玉米虽然在我国的一些地区和西方发达国家曾一度在餐桌上被排除，但目前却又备受青睐，并已成为一种热门的保健食品。玉米之所以成为热门保健食品，就是因为近年来科学家发现了它对高血压、冠心病、慢性肝炎、脑动脉硬化、便秘、痔疮、肛裂等多种疾病有良好的防治作用。玉米含有较多的纤维素，便秘、痔疮、肛裂患者食之能促进胃肠蠕动，有助于大便通畅和痔疮、肛裂的治疗康复。应当注意的是，玉米中缺少一些人体必需的氨基酸，如色氨酸、赖氨酸等，单食玉米易致营养失衡，所以应注意与豆类、大米、小麦面等混合食用，以提高其营养价值。

（15）猕猴桃：猕猴桃又名藤梨、阳桃、毛梨、刺梨、狐狸桃，是猕猴桃科植物猕猴桃的果实，名医李时珍称："其形如梨，其色如桃，而猕猴喜食，故有诸名。"猕猴桃味甘、酸，性寒，具有解热止渴、通淋下石、滋补强身、利尿通便等功效，是人们喜食的鲜果之一，也是近年来人们推崇的营养保健佳品，尤其适合消化不良、黄疸、便秘、痔疮、肛裂、淋证、糖尿病、烦热口渴等病证的患者食用。

猕猴桃果实肉肥汁多，清香鲜美，甜酸宜人，且营养丰富，具有较高的保健价值，有"水果之王""中华圣果"之美誉。猕猴桃除含有较丰富的蛋白质、脂肪、糖类和钙、磷、铁外，最引人注目的是它的维生素 C 含量。据测定，每 100 克猕猴桃果肉中含维生素 C100~200 毫克，在水果中是数一数二的。猕猴桃含有人体必需的多种氨基酸和解朊酶等，实验研究表明，其鲜果及其果汁制品可防止致癌物亚硝胺在人体内生成，并能降低血中胆固醇及三酰甘油水平。猕猴桃含有较多的粗纤维，有较强的增强胃肠蠕动和促进排便作用。常食猕猴桃对高血压、冠心病、高脂血症、癌症、便秘、痔疮、肛裂等多种疾病具有预防和辅助治疗作用，便秘、痔疮、肛裂等肛肠疾病患者可适当多吃猕猴桃。

猕猴桃的吃法有多种，除鲜食外，还可加工成果汁、果酱、果酒、果脯等食用。应当注意的是，猕猴桃性寒伤阳，适合中医辨证属实热证之便秘、痔疮、肛裂患者，寒湿内盛之慢性肠炎患者应慎用。

07 什么是“发物”？哪些食物痔疮患者不宜多吃？

咨询：我患有痔疮，知道痔疮患者不能吃“发物”，有些食物适合痔疮患者食用，而有些食物应尽量避开不吃，至于什么是“发物”，怎样避开不适宜自己的食物，就不太清楚了。请问**什么是“发物”？哪些食物痔疮患者不宜多吃？**

解答：所谓“发物”，是指特别容易诱发某些疾病（尤其是旧病宿疾）或加重已发疾病的食物，也是人们对一些能引发或加重疾病病情的一类食物的俗称。发物禁忌在饮食养生和饮食治疗中都具有重要意义，发物主要包括牛肉、羊肉、公鸡、虾、螃蟹等肉类食品以及蔬菜中的韭菜、香菜、茴香、大葱、生姜等发散之物。发物也是食物，只是对某些特殊体质以及与其相关的某些疾病才会诱使发病。如痔疮患者不可多食公鸡、狗肉等，就是中医对痔疮的“忌口”的要求。

中医认为动物性食品和植物性食品均有其“寒”“热”“温”“凉”四性和“酸”“苦”“甘”“辛”“咸”五味，辛味具有发散、行气、和血的作用，但多食则气散；甘味具有和缓、补养作用，能养阴和中，但多食则壅塞、滞气；酸味具有收涩作用，苦味具有泻下作用，咸味具有软坚润下的作用，但均不宜多食。一般地讲，痔疮患者不宜多食辛辣燥烈刺激之品，如辣椒、胡椒、狗肉、羊肉、烈酒、大葱、生姜、大蒜、浓茶等。中医学认为嗜食上述食物可损伤脾胃，酿生湿热，致使湿热下注直肠肛门部，不仅容易引发痔疮、肛裂、肛周脓肿等肛肠疾病，还不利于其治疗和康复。西医学认为若经常食用上述刺激性食物，可刺激肛门直肠黏膜，引起肛门直肠黏膜充血、水肿，致使痔疮、肛裂、肛周脓肿、肛瘘等肛肠疾病病情加重。此外，过食生冷、油腻之品也会引发腹泻、肠炎、肛脱等，使原有的肛肠疾病加重。

当然，根据每个人的个体差异不同，也可以适当食用一些刺激性食品，如烧菜时少量放些葱、姜、蒜之类，经加工加热和烹调等处理，这些刺激性食物的性味也会改变，此时不但无不良反应，还可起到调味作用，能祛腥消膻，增加食欲等。

08 如何应用蜂蜜缓解习惯性便秘以调治痔疮和肛裂？

咨询：我不仅患有习惯性便秘，还有痔疮和肛裂，听说蜂蜜具有很好的润肠通便作用，不仅能缓解习惯性便秘，还能调治痔疮和肛裂，我准备试一试，请问**如何应用蜂蜜缓解习惯性便秘以调治痔疮和肛裂？**

解答：蜂蜜确实具有良好的润肠通便作用，不仅能缓解习惯性便秘，还能调治痔疮和肛裂。您患有习惯性便秘，还有痔疮和肛裂，用蜂蜜调理一段时间是可以的。

一般来说，短期便秘对人体的影响不大，但便秘长期得不到纠正，直肠内的有害物质不能及时排除，就会对人体产生不良影响。便秘不仅可引起早衰、营养不良、肥胖、肠癌、痔疮、肛裂及某些精神障碍性疾病，老年人便秘还会诱发和加重心肌梗死、脑出血、肺气肿等。习惯性便秘与痔疮、肛裂常相伴而发，蜂蜜具有良好的润肠作用，也是良好的通便剂，可用于缓解习惯性便秘以及老年性便秘。下列方法简单易行，您可以有选择地试一试。

方法 1：蜂蜜 60 克。每日早、晚各取 30 克，以凉开水冲饮。适用于老年人便秘、孕妇便秘、习惯性便秘以及其引发的痔疮、肛裂。

方法 2：蜂蜜 60 克，蜂王浆 6 克。将蜂蜜与蜂王浆混合搅匀，分早、晚 2 次用温开水送服。适用于习惯性便秘及其引发的痔疮、肛裂。

方法 3：蜂蜜、白萝卜各适量。先将白萝卜洗净切成片，蘸蜂蜜生食之，每日数次。适合习惯性便秘及其引发的痔疮、肛裂。

方法 4：蜂蜜、香蕉各适量。将香蕉剥皮以其肉蘸蜂蜜生食之，每日数次。适合老年人便秘、习惯性便秘及其引发的痔疮、肛裂。

方法 5：蜂蜜 30 克，食盐 6 克。将蜂蜜和食盐一同放入杯中，用开水冲匀即成，每日 2 次，分早、晚饮之。适用于体虚便秘不宜服用强泻药者，习惯性便秘、老年人便秘及孕妇便秘均适宜，还用于便秘伴有痔疮、肛裂者。

09 痔疮患者手术后饮食要注意什么？

咨询： 我平时喜欢吃辣椒，最近一段时间不仅大便时常带血，还总感觉肛门部不舒服，经检查诊断为混合痔，刚做完手术，听说痔疮患者手术后的饮食有一些注意事项。请您给我讲一讲，痔疮患者手术后饮食要注意什么？

解答： 手术是治疗痔疮的重要手段，痔疮患者手术后饮食要注意什么是大家十分关心的问题。一般来说，痔疮患者手术后不须控制饮食，可正常饮食，即保持平常的饮食时间和饮食量，保持正常的饮食习惯，可以因此而维持正常的排便活动，有利于痔疮患者手术后尽早恢复正常的生活和工作。

饮食总与排便有关，所以调整饮食一方面要兼顾到营养，另一方面又要兼顾到个人的身体状况。痔疮患者手术后的饮食，应以清淡易于消化和富有营养为原则，禁忌辛辣刺激性食物及酒精类饮料等。平时大便困难或术后排便困难者，可多进一些有助于排便的蔬菜、水果、蜂蜜、麻油等，韭菜、芹菜、香蕉、芦柑、木耳、竹笋等含纤维素或木质素较多的新鲜果蔬都可以促进胃肠蠕动，增加粪便量，有助于排便，而麻油、蜂蜜具有润肠通便作用，因此适当选择一些这样的食物对帮助排便是有益的。平时大便次数较多或术后大便次数多者，以及手术后有出血倾向者，应当少吃一些粗纤维食物，或者吃半流饮食（如面条、稀饭）等，以减少排便次数和粪便对肛门部创面的刺激，有利于创面的顺利修复。

10 痔疮患者手术后需要大补吗？

咨询： 我最近总感觉肛门部坠胀不舒服，大便时还时常带血，经检查诊断为痔疮，今天刚做完手术，我爱人听说痔疮患者手术后需要大补，特地给我炖了母鸡人参汤，可病友说痔疮患者手术后不需要补，请问**痔疮患者手术后需要大补吗？**

解答： 保健补品用之得当确可促进病体的康复，但病有当补与不当补之分，同时保健补品还有补阴补阳、补气补血等的不同，保健补品不可滥用、过服，有的患者以为保健补品有益无损，多多益善，但往往适得其反，痔疮患者要在医生的指导下根据自己的具体情况有目的、有针对性地选用保健补品，切不可不加分析地乱用。

中医经典著作《黄帝内经》中有“膏粱之变，足生大丁”的论述。说的是一味进食厚味，可以导致多种疾病，也就是常说的“吃出来的病”。一般来说，痔疮患者手术后 1 周内饮食应当以清淡为主，切忌大鱼大肉等肥甘厚味滥补，因为此时恰逢手术后炎症水肿消退和结扎线的脱落期，饮食过于肥甘容易生湿化热，加之痔疮多以湿热下注多见，故容易加重病情，若由此出现大便秘结，则易于导致创面的损伤和出血，若因便秘而出现惧怕大便，则还容易在排大便时使结扎线过早松动脱落，诱发出血或大出血，后果严重。在手术后10天以后，创面进入新肉生长和创面愈合期，肉芽的生长需要大量营养，在此时可以适当增加营养供给，多吃蛋白质丰富的食物，可以适当进补，但要掌握好分寸和时机，切忌盲目大补，最好在专业医生的指导下进行，要根据患者的体质进行有针对性的辨证施补，拾遗补阙，正如老子所说“天之道，损有余而补不足”。

11 适合痔疮患者的粥类食疗方有哪些?

咨询：我最近总感觉肛门部疼痛不舒服，经检查诊断为痔疮，听说有些粥类食疗方能调养痔疮，消除肛门部疼痛不舒服，正好我喜欢喝粥，想试一试，但不知哪些粥类食疗方适合痔疮患者，请问**适合痔疮患者服食的粥类食疗方有哪些?**

解答：喜欢喝粥是个好习惯，适合痔疮患者服食的粥类食疗方有很多，下面给您介绍一些简单易行者，供您参考选用。

（1）丝瓜粥

原料：丝瓜30克，糯米100克，食盐、味精各适量。

制作：将糯米淘洗干净炒黄，放入砂锅中，加入清水适量，武火煮沸后，改用文火煮粥，至米熟粥将成时，放入洗净、去皮、切碎的丝瓜，继续煮至丝瓜熟烂粥成，用食盐、味精调味即可。

用法：每日 2 次，分早、晚空腹温热服食。

功效：清热利尿通络，凉血止血。

主治：内痔、外痔、混合痔以及肛裂出现大便滴血，量多、色鲜红者。

（2）香椿粥

原料：香椿嫩茎叶、大米各 100 克，食盐、麻油各适量。

制作：将大米淘洗干净放入锅中，加入适量清水，武火煮沸后，改用文火煮粥，待米熟粥将成时，放入洗净切碎的香椿嫩茎叶，再稍煮片刻，用食盐、麻油调味即可。

用法：每日 2 次，分早、晚空腹温热服食，连服 2~3 天。

功效：清热解毒，涩肠止血。

主治：痔疮肿痛，肛裂，肠风下血，痢疾，肠炎等。

（3）生地黄粥

原料：新鲜生地黄（或干地黄）适量，大米 100 克，蜂蜜 30 毫升。

制作：将新鲜生地黄洗净后切段，榨取汁液（也可用适量的干地黄煎取汁液）备用。把大米淘洗干净，放入锅中，加入清水适量，武火煮沸后，入适量地黄汁液，改用文火慢煮，至米熟粥成，再加蜂蜜调匀即成。

用法：每日 2 次，分早、晚温热食用。

功效：清热生津，润肠通便。

主治：胃肠积热型便秘，以及肛裂、痔疮、肛周脓肿、肛瘘伴有大便秘结者。

（4）槐地青黄粥

原料：槐花 15 克，生地黄、大青叶、大黄各 10 克，大米

100 克，蜂蜜适量。

制作：将槐花、生地黄、大青叶、大黄水煎去渣取汁，备用。把淘洗干净的大米放入锅中，加清水适量煮粥，待米熟粥将成时，加入药汁及蜂蜜，再稍煮片刻搅匀即可。

用法：每日 2 次，分早、晚空腹温热服食，连服 2~3 天。

功效：清热止血，润燥通便。

主治：实热型内痔、外痔、混合疮，症见痔疮急性发作，口渴喜饮，大便秘结，排便时疼痛出血者。

（5）菠菜芝麻粥

原料：菠菜 200 克，芝麻 50 克，大米 100 克，食盐、味精各适量。

制作：将大米淘洗干净放入锅中，加入适量清水，煮至米烂粥将成时，放入洗净切碎的菠菜及芝麻、食盐和味精，搅匀稍煮即可。

用法：每日 2 次，空腹食用。

功效：养血润燥通便。

主治：老年人体虚便秘、习惯性便秘，以及肛裂、肛瘘和内痔、外痔、混合痔伴发便秘者。

（6）三黄地胆粥

原料：大黄、黄连、黄芩、生地黄、龙胆草、当归各 10 克，大米 100 克，红糖适量。

制作：将大黄、黄连、黄芩、生地黄、龙胆草、当归水煎去渣取汁，备用。把淘洗干净的大米放入锅中，加清水适量煮粥，待米熟粥将成时，加入药汁及红糖，再稍煮片刻搅匀即可。

用法：每日 2 次，分早、晚空腹温热服食。

功效：清热利湿解毒。

主治：痔疮、肛裂、肛周脓肿、肛瘘湿热瘀滞出现肛门部坠胀、红肿、疼痛者。

（7）柏子李仁粥

原料：柏子仁、郁李仁各15克，大米100克，蜂蜜适量。

制作：将柏子仁、郁李仁分别洗净，捣碎，一同水煎取汁。将大米淘洗干净放入锅中，加入清水适量，煮沸后加入药汁，继续煮至米熟粥成，放入蜂蜜搅匀即可。

用法：每日1次，作晚餐食用。

功效：润肠通便，养心安神，利水消肿。

主治：肠燥便秘、习惯性便秘等慢性便秘，以及痔疮、肛裂、肛周脓肿、肛瘘伴发便秘者。

（8）香蕉大米粥

原料：香蕉150克，大米200克，蜂蜜适量。

制作：将大米淘洗干净，放入锅中，加入适量清水，煮至米烂粥成时，把剥皮切成小段的香蕉放入大米粥内，稍煮片刻，调入蜂蜜即可。

用法：每日2次，分早、晚食用。

功效：润肠通便。

主治：各种便秘以及痔疮、肛裂、肛周脓肿、肛瘘伴发便秘者。

（9）槐花芹菜粥

原料：槐花20克，芹菜、大米各50克，红糖适量。

制作：把槐花、芹菜分别淘洗干净，烘干研为细末，备用。将大米淘洗干净放入锅中，加入清水适量，武火煮沸后，改用文火煮粥，至米熟粥将成时，加入槐花末、芹菜末和红糖搅匀，再稍煮片刻即可。

用法：每日1次，作早餐食用。

功效：清热凉血止血。

主治：热伤肠络型内痔、外痔、混合痔，对痔疮便血者尤为适宜。

（10）槟榔李仁大米粥

原料：槟榔（炮，研成末）15克，郁李仁（去皮，研为膏）20克，火麻仁（去皮，研为膏）24克，大米100克。

制作：将槟榔、郁李仁、火麻仁、大米一同放入锅中，加入清水适量，武火煮沸后，改用文火煮至米熟粥成即可。

用法：每日2次，分早、晚食用。

功效：行气散结，润肠通便。

主治：燥火内结型、血虚肠燥型肛裂，肠燥便秘，以及内痔、外痔、混合痔伴有大便秘结者。

12 适合痔疮患者的菜肴类食疗方有哪些？

咨询：我今年33岁，患有痔疮，正在局部外用痔疮栓治疗，从电视上看到一位养生专家讲可以用菜肴类食疗方调养痔疮，我准备配合食用一段时间，但不知道具体有哪些菜肴配方。请问适合痔疮患者服食的菜肴类食疗方有哪些？

解答：适合痔疮患者服食的菜肴类食疗方有很多，下面给您介绍几则常用者，供您选用，希望对调剂您的饮食和调养痔疮有所帮助。

（1）炒丝瓜

原料：嫩丝瓜 250 克，植物油、生姜丝、葱花、蒜片、虾皮、酱油、食盐、香油各适量。

制作：将丝瓜刮去皮、洗净，切成片，放入盘中备用。炒锅上旺火，加入植物油烧热，放入生姜丝、葱花、蒜片、虾皮，翻炒出香味后下丝瓜片，再加食盐、酱油，继续翻炒至丝瓜片熟透，淋上香油即成。

用法：每日 1~2 次，佐餐食用。

功效：凉血解毒，祛瘀利尿，润肠通便。

主治：湿热瘀毒蕴结之痔疮、肛周脓肿、肛瘘。

（2）姜汁菠菜

原料：菠菜 250 克，生姜汁、酱油、香油、食盐、味精、花椒油、米醋各适量。

制作：将菠菜洗净，切成段状，用沸水焯一下，捞出沥去水分备用。将生姜汁、食盐、香油、酱油、味精、花椒油、米醋等调味料拌入菠菜，调匀即可。

用法：每日 1~2 次，佐餐食用。

功效：生津血，通胃肠。

主治：肠燥便秘、习惯性便秘，以及肛裂、痔疮、肛周脓肿、肛瘘伴有大便秘结者。

（3）苦瓜牡蛎

原料：苦瓜 450 克，牡蛎 150 克，葱花、生姜丝、植物油、食盐、湿淀粉各适量。

制作：将苦瓜洗净，切成片；牡蛎洗净，用开水烫 10 分钟捞出。炒锅上旺火，放入植物油，烧热后投入葱花、生姜丝爆香，再下苦瓜片稍炒片刻，之后倒入适量清水，以中火烧至七成熟，加入牡蛎，继续煮至苦瓜和牡蛎熟透，用食盐调味、湿淀粉勾芡即可。

用法：每日 1 次，佐餐食用。

功效：清热解毒，凉血泻火，润肠通便。

主治：热伤肠络型痔疮，对痔疮出现肛门肿痛者尤为适宜。

（4）蒜泥槐花

原料：槐花 300 克，小麦粉 50 克，大蒜、食醋、酱油、食盐、味精、香油各适量。

制作：将槐花洗净，用干小麦粉拌匀，入笼中蒸熟取出，放入碗中。把大蒜制成蒜泥放入小碗中，加食醋、酱油、食盐、味精、香油调成汁液。

用法：每日 1 次，蒸槐花蘸蒜泥佐餐食用。

功效：清热，凉血，止血。

主治：肠风下血，内痔、混合痔大便带血。

（5）凉拌马齿苋

原料：马齿苋 250 克，十三香、食盐、米醋、香油各适量。

制作：将马齿苋洗净，放在沸水中焯一下，沥干水分，切成段状，放入盘子中，加入十三香、食盐及米醋、香油，拌匀即可。

用法：每日 1~2 次，佐餐食用。

功效：清热解毒，润肠通便。

主治：胃肠积热型便秘、习惯性便秘，以及痔疮、肛裂、肛周脓肿、肛瘘伴发便秘者。

（6）山药炒芹菜

原料：山药 30 克，芹菜 200 克，生姜丝、葱花、花生油、香油、食盐、鸡精、淀粉各适量。

制作：将山药洗净，切成条；芹菜洗净，切成段。炒锅上旺火，放入花生油，烧至七成热时，入生姜丝、葱花爆香，再放入山药、芹菜，加食盐翻炒，至菜熟时入鸡精、香油，再用淀粉勾芡即成。

用法：每日 1~2 次，佐餐食用。

功效：清热泻火，通便。

主治：肠胃积热型便秘、肛裂，以及内痔、外痔、混合痔肠胃积热伴有大便秘结者。

（7）凉拌西瓜皮

原料：西瓜皮 500 克，食盐、味精、酱油、白糖、蒜蓉、香油各适量。

制作：西瓜皮洗净，削去表皮和残剩的内瓤，切成薄片，加入食盐腌渍，挤去多余的水分，再加入蒜蓉、酱油、白糖、味精、香油，拌匀即成。

用法：每日 1~2 次，佐餐食用。

功效：滋阴清热，润肠通便。

主治：肠胃积热之肠燥便秘、肛裂。

（8）竹笋拌莴苣

原料：竹笋、莴苣各 200 克，食盐、香油、白糖、味精、生姜末各适量。

制作：将莴苣洗净去皮切成滚刀块，竹笋洗净也切成滚刀块，之后一同在开水锅中煮熟，捞出沥干水装碗内。把食盐、香油、白糖、味精、生姜末一起调匀，浇在竹笋和莴苣块上，拌匀装盘即成。

用法：每日 1~2 次，佐餐食用。

功效：清热祛湿利尿。

主治：痔疮、肛裂、肛周脓肿、肛瘘出现湿热蕴结症状者，主要表现为肛门部坠胀疼痛不适，潮湿作痒，大便不爽，小便淋涩等。

（9）花生拌魔芋

原料：花生米 30 克，魔芋 100 克，胡萝卜 50 克，黄瓜 50 克，白糖、酱油、食盐各适量。

制作：将魔芋洗净、去皮，切成丝；胡萝卜、黄瓜分别洗净，切成丝；花生米淘洗干净，捣碎。把魔芋丝、胡萝卜丝一同放入锅中，用沸水焯一下，捞出沥去水分，之后与黄瓜丝一起装入盘中，加入捣碎的花生米，再放入酱油、白糖及食盐，拌匀即成。

用法：每日 1~2 次，佐餐食用。

功效：润肠通便。

主治：肠燥便秘，以及肛裂、痔疮伴有大便秘结者。

（10）清炒车前草

原料：鲜嫩车前草 500 克，葱花、蒜蓉、食盐、味精、黄酒、麻油、植物油各适量。

制作：将车前草洗净，放在沸水中焯透，再入冷水中漂洗，取出沥干水分，稍切一下。炒锅上旺火，加入植物油，烧至六成热，煸葱花、蒜蓉至出香味，烹入黄酒，放入车前草和食盐稍炒，再加入味精，淋上麻油，拌匀，装盘即成。

用法：每日 1 次，佐餐食用。

功效：清热解毒，利水消肿。

主治：热伤肠络型痔疮，对肛门肿胀及伴有高血压者尤为适宜。

（11）凉拌鱼腥草

原料：鱼腥草250克，食盐、味精、花椒粉、白糖各适量。

制作：将鱼腥草去杂质洗净，放在沸水中焯透，沥干水分，切成段状，放入盘子中，加入食盐、味精、花椒粉、白糖，拌匀即可。

用法：每日1次，佐餐食用。

功效：清热解毒，活血散瘀。

主治：热毒炽盛型肛周脓肿、痔疮、肛瘘。

（12）凉拌苦瓜丝

原料：苦瓜250克，葱丝、蒜泥、生姜丝、食盐、味精、香油、米醋各适量。

制作：将苦瓜洗净，切成细丝，入沸水中氽5分钟，捞出沥干水分，之后放入盘中，加入葱丝、蒜泥、生姜丝、食盐、味精、香油、米醋，拌匀即可。

用法：每日1~2次，佐餐食用。

功效：祛暑解毒，润肠通便。

主治：肛裂及胃肠积热型、阴津亏虚型便秘。

（13）泥鳅炖豆腐

原料：活泥鳅500克，鲜豆腐250克，食盐、生姜末、味精、十三香各适量。

制作：将泥鳅剖开，去鳃及内脏等，洗净后入砂锅中，加食盐、生姜末、十三香以及适量清水，武火煮沸后，改用文火慢炖，至泥鳅五成熟时，加入洗净切成块的豆腐，继续用文火炖至泥鳅熟烂，用味精调味即可。

用法：每日1剂，佐餐随意食用。

功效：补中气，祛湿热，疗痔疮。

主治：内痔脱垂，肛门部坠胀疼痛。

（14）凉拌萝卜菠菜

原料：白萝卜、菠菜各100克，香油、食盐、味精各适量。

制作：先将菠菜洗净，切成段状，入沸水中烫5分钟，捞出沥干水分；将白萝卜洗净，切成细丝。之后把菠菜、萝卜丝一同放入大碗中，加香油、食盐、味精，调拌均匀即可。

用法：每日1次，佐餐适量食之。

功效：清热下气，润肠通便。

主治：肠燥便秘、习惯性便秘，以及肛裂、痔疮、肛周脓肿、肛瘘伴有大便干结者。

（15）荸荠糖醋木耳

原料：荸荠100克，水发黑木耳200克，植物油、酱油、白糖、食醋、水淀粉各适量。

制作：将荸荠去皮、洗净，切成片；水发黑木耳洗净，撕碎。炒锅上旺火，放入植物油，烧至八成热，入荸荠片、木耳翻炒几下，加清水少许，加盖焖片刻，再放入酱油、白糖、食醋，烧开后用水淀粉勾芡即成。

用法：每日1~2次，佐餐食用。

功效：清热生津，润肠通便。

主治：胃肠积热型、阴津亏虚型便秘，以及痔疮、肛裂、肛周脓肿、肛瘘阴虚肠燥伴发大便秘结者。

13 适合痔疮患者的汤羹类食疗方有哪些？

咨询：我今年32岁，患有痔疮，正在局部熏洗治疗，听说有些汤羹味道鲜美，并且具有食疗作用，很适合痔疮患者服食，正好我平时就喜欢喝些汤或羹，麻烦您给我介绍一下，适合痔疮患者服食的汤羹类食疗方有哪些？

解答：确实像您听说的那样，有些汤羹，味道鲜美，并且具有较好的食疗作用，很适合痔疮患者服食，下面介绍一些，供您选用。

（1）丝瓜丸子汤

原料：嫩丝瓜500克，猪肉馅100克，鸡蛋1个，猪油、生姜、大葱、淀粉、胡椒粉、食盐、味精各适量。

制作：将丝瓜洗净切成薄片；生姜、大葱分别洗净切成细末；鸡蛋打入碗中，去蛋黄留蛋清。之后把猪肉馅与生姜末、大葱末、淀粉、胡椒粉、食盐、味精及鸡蛋清一同放入盆中，搅拌均匀。锅上旺火，加入适量清水，烧沸后加少量猪油，下丝瓜片，至再烧沸时将肉馅逐个挤成丸子下锅中，待丸子煮熟后，加入食盐、味精调味即可。

用法：每日1~2次，佐餐食用。

功效：养阴清热，润肠通便。

主治：肠燥便秘，以及肛裂、痔疮伴有大便干结者。

（2）当归炖猪肠

原料：猪大肠 250 克，当归 30 克，食盐、十三香各适量。

制作：将猪大肠洗净，切成小段状，与洗净的当归一同放入锅中，加入清水适量及食盐、十三香，用文火炖煮至大肠熟烂即可。

用法：每日 1 次，食大肠并饮汤。

功效：清热解毒，养血活血。

主治：内痔、外痔、混合痔。

（3）归蓉猪血羹

原料：冬葵菜 250 克，猪血 120 克，当归、肉苁蓉各 15 克，香油、熟猪油、葱白、食盐、味精各适量。

制作：将当归、肉苁蓉放入砂锅中，水煎去渣取汁；猪血洗净煮熟，切成片；冬葵菜洗净，撕去筋膜；葱白洗净，切成细末。之后把冬葵菜放入锅中，加入药汁，煮至菜熟时，再放入猪血片，并加熟猪油、葱白末、食盐、味精、香油，继续煮沸片刻即成。

用法：每日 1~2 次，空腹温热食之。

功效：养血润燥通便。

主治：血虚肠燥之肛裂、便秘。

（4）海蜇荸荠汤

原料：海蜇头 30 克，荸荠 6 枚。

制作：将海蜇头洗净切碎；荸荠去皮、洗净，切成片状。之后把海蜇粒与荸荠片一同放入锅中，加入适量清水，煮沸 10 分钟即可。

用法：每日 1~2 次，佐餐食用。

功效：养阴清热，润肠消积。

主治：阴虚内热所致的便秘，以及肛瘘、肛裂伴有大便秘结者。

（5）大肠海参汤

原料：猪大肠 300 克，海参 30 克，黑木耳 20 克，食盐、十三香各适量。

制作：将猪大肠洗净，切成小段状；海参用水发好，切成条状；黑木耳用温水发好，洗净。之后把猪大肠、海参、黑木耳一同放入锅中，加入清水适量及食盐、十三香，用文火炖煮 30 分钟左右，待大肠熟烂即可。

用法：每日 1 次，佐餐食用。

功效：滋阴清热，润肠通便。

主治：阴虚肠燥便秘，以及肛裂、痔疮、肛周脓肿伴有大便干结者。

（6）芹菜红枣汤

原料：芹菜 200 克，红枣 6 枚，白糖适量。

制作：将芹菜洗净、切碎，与红枣一同放入锅中，加入清水适量，武火煮沸后，改用文火慢煮，至芹菜、红枣熟烂汤成，再加入白糖，搅拌均匀即成。

用法：每日 2 次，空腹温热食用。

功效：清热泻火，通便。

主治：胃肠积热之肛裂、便秘。

（7）绿豆大肠汤

原料：绿豆 60 克，猪大肠 120 克，食盐适量。

制作：先将猪大肠去油，洗净、切碎，之后与淘洗干净的绿豆一同放入砂锅中，加入清水适量，武火煮沸后，改用文火慢炖，待大肠和绿豆熟烂，再放入食盐稍煮调味即可。

用法：食大肠、绿豆并饮汤，可常食之。

功效：清热解毒利湿。

主治：湿热内蕴型肛瘘、肛周脓肿以及内痔、混合痔。

（8）槐地黄鳝汤

原料：槐角、生地黄、地榆各20克，黄鳝片200克，生姜片、食盐、味精、麻油各适量。

制作：将槐角、生地黄、地榆分别洗净，之后一同放入锅中，水煎去渣取汁，再把药汁与黄鳝片、生姜片、食盐一同煮汤，待黄鳝片熟烂，用味精、麻油调味即可。

用法：每日2次，食鳝鱼肉并饮汤。

功效：清热除湿，凉血止血，疗痔固脱。

主治：内痔出血，脱肛，肛裂。

（9）马齿苋绿豆汤

原料：马齿苋250克，绿豆、猪瘦肉各100克，蒜蓉、麻油、食盐、味精各适量。

制作：将马齿苋去根及老茎，洗净切成段，备用。把绿豆淘洗干净，放入煲内，加清水适量，用文火煮约15分钟，再放入洗净切成小粒状的猪瘦肉以及马齿苋、蒜蓉，继续煮至猪瘦肉熟烂，加入食盐、味精、麻油调味即可。

用法：每日2次，分早、晚佐餐食用。

功效：清热利湿，止痛止血。

主治：湿热下注型肛周脓肿、肛瘘。

（10）鱼腥草瘦肉汤

原料：鱼腥草60克，猪瘦肉100克，食盐适量。

制作：将鱼腥草洗净切成段，猪瘦肉洗净切成小块，之后一同放入砂锅中，加入清水适量，武火煮沸后，改用文火慢炖，待猪肉熟烂，再放入食盐调味即可。

用法：每日 1 次，食肉并饮汤。

功效：清热利湿。

主治：湿热内蕴型肛瘘、肛周脓肿。

（11）蒲公英绿豆汤

原料：蒲公英 30 克，紫花地丁 20 克，绿豆 60 克。

制作：将蒲公英、紫花地丁水煎去渣取汁，之后药汁与淘洗干净的绿豆一同煮汤即可。

用法：每日 2 次，空腹温热食用。

功效：清热除湿，解毒消肿。

主治：湿毒内蕴型肛周脓肿、肛瘘。

（12）猪大肠槐花汤

原料：猪大肠 500 克，猪瘦肉 250 克，槐花 50 克，蜜枣 2 个，食盐、酱油各适量。

制作：将猪大肠洗净，再把洗净的槐花装入猪大肠内，扎紧两头。猪瘦肉洗净，切成小块状，与猪大肠和蜜枣一同放入砂锅中，加入适量清水和酱油，用武火煮沸后改用文火慢炖，至猪大肠熟烂，加入食盐调味，捞起猪大肠，切开去槐花，再切成丝即可。

用法：每日 1 次，食猪大肠、猪瘦肉并饮汤。

功效：祛风清热，凉血润燥。

主治：热伤肠络型内痔、混合痔，对痔疮便血者尤为适宜。

（13）茵陈菠菜瘦肉汤

原料：茵陈 80 克，菠菜 150 克，猪瘦肉 100 克，食盐、味精、葱花、生姜丝、植物油各适量。

制作：将茵陈水煎取汁；猪瘦肉洗净，切成细丝；取锅烧热，入植物油适量，待油热后入葱花、生姜丝，煸炒肉丝，肉熟后起锅备用。之后将药汁、肉丝及洗净的菠菜一同放入锅中，再加清水适量，煮至菠菜熟烂，调入食盐、味精即成。

用法：每日 1 次，食菜、肉，喝汤。

功效：清热利湿，益气健脾。

主治：湿热型肛裂、肛周脓肿、肛瘘。

（14）银花甘草绿豆羹

原料：金银花 30 克，绿豆 100 克，甘草 5 克。

制作：将金银花、甘草水煎去渣取汁，再以药汁煮绿豆成羹即可。

用法：每日 2 次，分早、晚佐餐食用。

功效：清热凉血止血。

主治：热伤血络型内痔、混合痔，对痔疮便血者尤为适宜。

（15）薏苡仁赤豆红枣汤

原料：薏苡仁、赤小豆各 30 克，红枣 6 枚，白糖适量。

制作：将薏苡仁、赤小豆、红枣分别洗净，一同放入锅中，加入清水适量，用文火慢炖 1 小时左右，待薏苡仁、赤小豆熟烂后，加入白糖调匀即可。

用法：每日 2 次，空腹温热食用。

功效：清热除湿，解毒消肿。

主治：湿毒内蕴型肛瘘、肛周脓肿、痔疮。

14 药茶能调养痔疮吗?

咨询： 我今年 34 岁，平时喜欢吃辣椒，最近一段时间总感觉肛门部疼痛不舒服，今天到医院就诊，经检查诊断为痔疮，听说适当饮用药茶能调养痔疮，消除痔疮引起的肛门部疼痛不舒服，我是将信将疑。请问**药茶能调养痔疮吗?**

解答： 这里首先告诉您，药茶确实能调养痔疮。茶不仅可单独冲泡饮用，也可与中药配合组成“药茶”冲泡或煎煮饮用，是人们日常生活中不可缺少的饮品。我国茶文化源远流长，历代医药学家都很重视茶叶的保健价值和对茶剂的研究，在浩如烟海的古医籍中记载了大量的药茶，如《外台秘要》中有消渴茶，《太平圣惠方》中记载有药茶方 10 余种，《食鉴本草》中亦有药茶方多种。《本草纲目》中说：“茶饮之，使人益思、少卧、轻身、明目，利小便，去疾热。”合理用茶不仅能提神益智，对多种疾病还有辅助治疗作用。药茶疗法就是应用某些中药加工制成茶剂，用于治疗调养有关疾病的一种独特防病治病方法。而茶剂则是指含有茶叶或不含茶叶的药物，经过沸水冲泡或煎煮取汁，代茶饮用的一种制剂。

药茶疗法对防病治病、养生保健起着重要作用，药茶有治疗效果而无明显不良反应，所用药物容易购买，并且配制简单，饮用方便，价格低廉，患者可以自己动手制作，故颇受人们喜爱，很多慢性病患者乐于采取药茶疗法进行调理。药茶也是人们调治痔（内痔、外痔、混合痔）、瘘（肛瘘）、裂（肛裂）、痈（肛周脓肿）等临床常见的痔疮类疾病的常用方法之一，痔、瘘、裂、痈患者根据病情的不同选用适宜的药茶进行调理，确实能调和阴阳气血，调整脏腑功能，清热解毒，活血化瘀，消炎止痛，达到改善或消除肛门部坠胀疼痛不适等症状，促使疾病顺利康复的目的。当然，药茶疗法也有一定的局限性，其作用较弱，见效较慢，过多饮用还可引发胃脘部不适等，所以在采用药茶疗法调理时，应注意适时适量，同时还应注意与手术治疗、药物治疗、饮食调养等其他治疗调养方法配合，以提高临床疗效。

15 应用药茶调治痔疮应注意什么？

咨询：我最近一段时间总感觉肛门部坠胀疼痛，大便时还时常带血，今天到医院就诊，经检查诊断为痔疮，听说有些药茶能调养痔疮，想试一试，请问**应用药茶调治痔疮应注意什么？**

解答：有些药茶确实能调养痔疮，您患有痔疮，可以在医生的指导下根据您的具体情况选用药茶，饮用一段时间试一试。为了保证药茶调治痔（内痔、外痔、混合痔）、瘘（肛瘘）、裂（肛裂）、痈（肛周脓肿）等痔疮类疾病的安全有效，避免不良反应发生，在应用药茶调治痔疮时，应注意以下几点。

（1）掌握好主治：要掌握好药茶疗法的适应证，严防对有禁忌证的痔疮患者应用药茶疗法进行调治。对病情较轻且稳定的痔、瘘、裂、痈等痔疮类疾病而言，均可采用药茶疗法进行调治，但对病情较重之患者，尤其是病情较重之肛周脓肿、肛瘘和内痔、外痔、混合痔患者，则非药茶疗法所适宜，对伴有严重心、脑、肺、肾等疾病的患者也不宜单独应用药茶疗法。

（2）谨防原料霉变：加工制作药茶的原料茶叶和中药容易受潮霉变，如果出现霉变，不但没有香味和药用价值，而且含有真菌毒素，对人体危害极大，故应谨防药茶霉变。

（3）辨证选用药茶：由于药茶所选用中药的不同，不同药茶有其各不相同的适用范围，痔疮患者要在医生的指导下，全面了解药茶的功效和适应证，结合自己的病情辨证选用药茶，不加分析地乱饮药茶不但难以获取调治痔、瘘、裂、痈的效果，还易出现诸多不适。

（4）妥善保管药茶：制作好的药茶宜置于低温干燥处密封保存，在潮湿的环境中不宜经常打开，以免受潮。不要与有异味的物品放在一起，以防串味。一次制作的药茶不要太多，防止时间久而变质。

（5）恰当服用药茶：药茶冲泡或煎煮后应尽量当日饮用完，不要放置时间太长，更不能服隔夜茶，避免被细菌污染变质。在饮用药茶时还应注意适当忌口，饮用药茶的量要适当，太少达不到调治疾病的效果，太多则易影响消化功能，出现不良反应，反而不利于痔、瘘、裂、痈的治疗康复。由于某些药茶比较苦，难以下咽，在不影响药茶疗效的前提下，可适当加些矫味品，如冰糖、白糖、红糖、蜂蜜、炙甘草等。

（6）注意配合他法：药茶疗法有一定的局限性，其作用较弱，见效较慢，单独应用药茶疗法调治痔、瘘、裂、痈者少见，临床中应注意与手术治疗、药物治疗、饮食调养等其他治疗调养方法配合，以提高临床疗效。

16 适合痔疮患者饮用的药茶验方有哪些？

咨询：我最近总感觉肛门部坠胀不舒服，今天到中医院就诊，经检查诊断为痔疮，听说有些药茶对痔疮有调养作用，正好我喜欢饮茶品茶，但不清楚哪些药茶适合痔疮患者饮用。我要咨询的是：适合痔疮患者饮用的药茶验方有哪些？

解答：正像您听说的那样，有些药茶适量饮用确实对痔疮有很好的调养作用，下面介绍一些适合痔疮患者饮用的药茶，您可在医生的指导下根据自己的情况选择饮用。

（1）蜂蜜茶

原料：绿茶叶 3 克，蜂蜜适量。

制作：将绿茶叶放入茶杯中，加入适量沸水冲泡，加盖焖数分钟，去渣取汁，再放入适量蜂蜜搅匀即可。

用法：每日 1~2 剂，代茶饮用。

功效：补虚润燥，润肠排毒。

主治：老年性便秘、习惯性便秘，以及肛裂、痔疮、肛周脓肿、肛瘘伴有大便秘结者。

（2）槐花茶

原料：槐花适量。

制作：将槐花放在开水中烫一下，捞出晒干，备用。用时每次取槐花 30 克，放入茶杯中，用适量沸水冲泡，加盖焖 10~15 分钟即可。

用法：每日 1 剂，代茶饮用，连用 1~2 周。

功效：清热泻火，凉血止血。

主治：内痔、混合痔肛门部肿痛出血。

（3）二鲜饮

原料：鲜藕、鲜白茅根各 120 克。

制作：将鲜藕洗净、切成小片，鲜白茅根洗净、切碎，之后一同放入砂锅中，加入清水适量，煎取汁液。

用法：每日 1 剂，不拘时代茶饮用。

功效：清热利湿，解毒凉血。

主治：肛周脓肿、肛瘘肿痛流脓水。

（4）木槿花茶

原料：木槿花 10 克。

制作：将木槿花洗净放入茶杯中，用适量沸水冲泡，加盖焖 10~15 分钟即可。

用法：每日 1 剂，代茶饮用，连用 10~15 日。

功效：清热凉血，解毒消肿。

主治：内痔出血，肛周脓肿。

（5）蒲公英茶

原料：鲜蒲公英 30 克。

制作：将鲜蒲公英放入砂锅中，加入清水适量，煎煮 20 分钟，去渣取汁即可。

用法：每日 1 剂，代茶饮用。

功效：清热解毒，消肿散结。

主治：肛周脓肿、肛瘘肛门部坠胀肿痛。

（6）马齿苋茶

原料：鲜马齿苋 100 克。

制作：将鲜马齿苋放入砂锅中，加入清水适量，煎煮 20 分钟，去渣取汁即可。

用法：每日 1 剂，代茶饮用。

功效：清热解毒，散瘀消肿。

主治：肛周脓肿、肛瘘、痔疮肿痛。

（7）六仁通便茶

原料：炒杏仁、松子仁、火麻仁、柏子仁、郁李仁、瓜蒌仁各 10 克。

制作：将上药一同捣碎，放入保温杯中，用适量沸水冲泡，加盖焖 15 分钟即可。

用法：每日 1 剂，代茶饮用，可连用 1~3 日。

功效：养阴生津，润肠通便。

主治：老年性便秘、习惯性便秘，以及肛裂、痔疮、肛周脓肿伴有大便秘结者。

（8）生地槐花饮

原料：生地黄 15 克，槐花 10 克，地榆炭 12 克，蜂蜜适量。

制作：将生地黄、槐花、地榆炭一同放入砂锅中，加入清水适量，煎取汁液，再调入蜂蜜搅匀即可。

用法：每日 1 剂，上午、下午分饮之。

功效：清热凉血，止血润肠。

主治：热结肠燥之肛裂。

（9）鲜藕柏叶汁

原料：鲜藕 250 克，侧柏叶 60 克。

制作：将鲜藕洗净切碎，与洗净切碎的侧柏叶一同放入榨汁机中，榨取汁液。

用法：每日 1 剂，用凉开水冲后代茶饮用。

功效：清热凉血。

主治：肛周脓肿、肛裂，以及内痔、外痔、混合痔肛门部坠胀疼痛便秘者。

（10）荸藕茅根饮

原料：鲜藕、鲜白茅根、荸荠各等份。

制作：将鲜藕洗净、切成小片，鲜白茅根洗净、切碎，荸荠洗净、切成小块，之后一同放入砂锅中，加入清水适量，煎取汁液。

用法：每日 1 剂，代茶饮用。

功效：清热利湿，凉血解毒。

主治：湿热内蕴型肛裂、肛瘘，以及内痔、外痔、混合痔。

（11）三花金钱茶

原料：玫瑰花 15 克，厚朴花 10 克，绿萼梅 20 克，金钱草 30 克，绿茶适量。

制作：将上药共为粗末，混匀后装入小纱布袋中，每袋 2 克。

用法：每次 1 袋，用沸水冲泡，代茶饮用。

功效：清热利湿，理气活血。

主治：肛周脓肿、肛瘘肛门部胀痛不适者。

（12）紫草菊花饮

原料：紫草 15 克，菊花 10 克。

制作：将紫草、菊花一同放入砂锅中，加入清水适量，煎取汁液即可。

用法：每日 1 剂，代茶饮用。

功效：清热解毒利湿。

主治：湿热蕴结型肛瘘，以及内痔、外痔、混合痔。

（13）玉米须车前茶

原料：玉米须、生甘草各 10 克，车前子 20 克。

制作：将玉米须除去杂质，车前子用纱布袋装好，生甘草洗净切成片，之后一同放入砂锅中，加入清水适量，煎煮 20 分钟，去渣取汁即可。

用法：每日 1 剂，分 2 次代茶温饮之。

功效：清利湿热，消肿止痛。

主治：肛裂、肛瘘，以及内痔、外痔、混合痔肛门部坠胀疼痛不适者。

（14）鱼腥草生山楂茶

原料：鱼腥草 20 克，生山楂 10 克，白糖适量。

制作：将鱼腥草、生山楂一同放入砂锅中，加入清水适量，煎取汁液，再调入白糖搅匀即可。

用法：每日 1 剂，代茶饮用。

功效：清热解毒，凉血止血。

主治：热伤血络型肛裂、痔疮，对肛门部肿痛、便血者尤为适宜。

（15）番泻叶决明子茶

原料：番泻叶 3 克，决明子 30 克。

制作：将番泻叶和决明子一同放入茶杯中，用适量沸水冲泡，加盖焖 10~15 分钟即可。

用法：每日 1 剂，代茶饮用。

功效：清泄实热，润肠排毒。

主治：肠胃积热之肛裂、便秘。

17 运动疗法能调养痔疮吗？

咨询：我最近总感觉肛门部坠胀疼痛，大便时还时常带血，经检查诊断为痔疮，我知道运动锻炼可增强体质，防治疾病，准备参加运动锻炼，可也有人说运动锻炼并不能调养痔疮，甚至适得其反。请问运动疗法能调养痔疮吗？

解答：这里首先告诉您，适当的运动锻炼确实能调养痔疮，有助于痔疮患者的治疗和康复。生命在于运动，一个健康的人，首先要有健康的体魄，并保持心理的平衡，而运动便是人类亘古不变的健康法宝。原始社会人们为了防止野兽的侵袭和伤害，需要在运动中强壮身体，增长技能；古人为了祛病延年发明了易筋经、八段锦、五禽戏等运动方法；而如今许多长寿老人，他们的健康之道仍旧是坚持运动锻炼。

运动疗法也称运动锻炼、体育疗法或医疗体育，是指运用体育运动的各种形式预防和治疗疾病的方法。运动锻炼好比一帖良方，运动可在一定程度上代替药物，但所有的药物却不能代替运动，运动使生活充满活力和朝气，运动锻炼有助于疾病的康复。运动锻炼最大的特点就是患者积极主动地参与，它充分调动患者自身的主观能动性，发挥内在的积极因素，通过机体局部或全身的运动，消除或缓解病理状态，恢复或促进正常功能。

运动锻炼对痔、瘘、裂、痈等痔疮类疾病的影响是综合的，运动锻炼不仅能调节神经系统功能，改变痔、瘘、裂、痈等痔疮类疾病患者的精神面貌，解除神经、精神疲劳，消除焦虑、易怒、紧张等不良情绪，使之保持良好的情绪，同时痔疮患者通过适当的运动锻炼，还可调节机体组织器官的功能，调整阴阳气血，疏通经络，增强体质，激发人体内在的潜力，减轻或消除痔疮患者肛门部坠胀疼痛不适等诸多症状，对痔疮的治疗康复大有裨益。

运动疗法是痔、瘘、裂、痈等痔疮类疾病患者进行自我调养的重要手段之一，运动锻炼简单易行，老少皆宜，不受场地、时间的限制，可随时应用，具有其他疗法达不到的功效，所以深受广大痔疮患者的欢迎。适合痔疮患者运动锻炼的项目多种多样，痔、瘘、裂、痈等痔疮类疾病患者可在医生的指导下，根据具体情况选择适宜的锻炼项目进行练习，并养成锻炼习惯，坚持锻炼，以求得最佳运动锻炼效果。

18 痔疮患者在进行运动锻炼时应注意什么？

咨询：我今年45岁，患有痔疮，正在局部外用痔疮栓治疗，我知道运动锻炼的重要性，听说痔疮患者的运动锻炼并非是随意的、无限制的，有一些需要注意的地方。请问痔疮患者在进行运动锻炼时应注意什么？

解答：适当的运动锻炼确实能调养痔疮，有助于痔疮的治疗和康复，这是事实，但痔疮患者的运动锻炼并非是随意的，无限制的。为了保证运动锻炼安全有效，避免不良事件发生，痔疮患者在进行运动锻炼时，应注意以下几点。

（1）恰当选法：运动锻炼的种类和项目很多，痔疮患者要根据自己的年龄、体质、环境以及病情等的不同，因人而异地选用适当的运动锻炼方法。要了解所选运动项目的注意事项及禁忌证，最好在医生的指导带教下进行锻炼，严防有禁忌证的患者进行运动锻炼。一般来说，增加腹压或直接刺激肛门部位导致肛门部瘀血的活动都应避免，如骑自行车、骑马、登山等，在内痔、外痔、混合痔急性发炎时以及肛周脓肿、肛瘘、肛裂急性发病期应慎用或不用运动锻炼。

（2）量力而行：运动量太小，则达不到预期的目的，运动量太大，又易引起身体不适，发生不良反应，所以痔疮患者要根据自己的情况，选择适度的运动量，量力而行进行锻炼。要掌握循序渐进原则，开始时运动强度不宜过大，持续时间不要过长，随着运动能力的增强逐渐增加运动量。在锻炼时要认真、努力，注意把动作做到位，如胳膊平伸、上举时要伸直，弯曲时也要弯曲到规定的角度，以不疲劳、练后轻松舒适、稍微出汗为宜。

（3）持之以恒：运动锻炼贵在坚持，决不可半途而废，应该每天进行，长期坚持，并达到一定的强度，这样才能有良好的锻炼效果。希望短期内就有明显效果，或是三天打鱼、两天晒网，都不会达到应有的效果。

（4）配合应用：运动锻炼并非万能，它显效较慢，调治痔疮的作用较弱，有一定的局限性，临床中应注意与其他治疗调养方法配合应用，以提高疗效。如在每天坚持运动锻炼的同时也要养成每天定时排便的习惯，配合药物治疗便秘；在手术治疗、药物治疗、饮食调理的基础上进行运动锻炼等，切不可本末倒置地一味强调运动锻炼而忽视了其他治疗调养方法。

19 提肛锻炼能预防调养痔疮吗？

咨询：我最近总感觉肛门部坠胀不舒服，大便时还时常带血，经检查诊断为痔疮，正在局部外用痔疮膏治疗，我知道运动锻炼能调养痔疮，今天听说提肛锻炼也能预防调养痔疮，我是将信将疑。请问**提肛锻炼能预防调养痔疮吗？**

解答：提肛锻炼也叫收肛锻炼，大量临床资料表明提肛锻炼确实能够预防调养痔疮。有研究表明，经常提肛锻炼的人，痔疮发生率很低，许多已患痔疮的人经指导坚持做提肛锻炼后，痔疮病情得到很大改善，甚至有的不治而愈。痔疮手术后的患者进行提肛锻炼后，肛门功能恢复很快，伤口愈合良好。

大家知道，痔疮是人类所特有的疾病，是由人类肛门特殊的组织结构、排便的生理机制和人体体位、地球吸引力等多种因素造成的。人类的肛门经常承受着排便和地球吸引力向下的作用，使肛门括约肌不断松弛，静脉回流不畅，久而久之发生肛门静脉曲张、瘀血，形成了痔疮。提肛锻炼是一种自控的收缩肛门括约肌的运动，其作用主要是通过定时、定量做肛门收缩运动，加强肛门括约肌的功能，促进肛门局部静脉血液的循环，减少痔静脉的瘀血扩张，达到预防和治疗痔疮的目的。通过提肛锻炼，可以使没有痔疮的人增强肛门、直肠局部的抗病能力，减少引发便秘和肛门局部炎症的机会，对已患痔疮的患者则可以减轻痔疮的脱出、缩小痔核，防止便血和嵌顿的出现，尤其是对痔疮术后的患者，由于肛门局部手术后肛缘皮肤缺损和肌肉组织的创伤，会影响肛门功能的恢复，而提肛运动可以增加肛门创面的血液循环，加快新陈代谢，使肛门括约肌得到适当的锻炼，这些对痔疮术后创面愈合和肛门功能的恢复都有很大帮助。

提肛锻炼可于每天清晨起床前、每晚入睡前和每次大便后进行，可以取平卧位，也可以取站立位或坐位。练习时全身放松，配合呼吸，吸气时收缩肛门 3~5 秒钟，呼气时放松肛门 10 秒钟，间隔少许，再重复做 1 次，如此反复，一般每次锻炼做 30 次左右，只要持之以恒地坚持锻炼，定能取得应有的成效。需要说明的是，痔疮炎症的急性期以及痔核嵌顿时最好不要练习，以免疼痛、水肿及坏死加重。

20 痔疮患者如何练习痔疮防治操？

咨询：我最近总感觉肛门部坠胀疼痛，还时常有黏液外溢，经检查诊断为痔疮，自从患病后我特别关注有关痔疮的防治知识，刚才从报纸上看到练习痔疮防治操能预防调养痔疮，我准备练习一段时间，请问**痔疮患者如何练习痔疮防治操？**

解答：痔疮防治操能锻炼肛门会阴部肌肉，增强其随意舒缩功能，促进胃肠蠕动，从而增加排便动力，使排便通畅，既能防治便秘，也对痔疮有较好的治疗调养作用，尤其适合痔疮伴有便秘的患者。下面是具体练习方法。

（1）放松呼吸：仰卧，全身尽量放松，双手重叠置于小腹，做腹式深呼吸，吸气时腹部鼓起，呼气时腹部凹陷。重复20次。

（2）夹腿提肛：仰卧，双腿交叉，臀部及大腿用力夹紧，肛门逐渐用力收缩上提，持续5秒钟左右，然后放松。重复10~20次。

（3）仰卧屈腿挺身：仰卧屈膝，两足跟靠近臀部，两臂平放体侧，以脚掌和肩部支撑，骨盆抬起，同时收缩肛门，持续5秒钟左右，还原。重复10次。

（4）坐立提肛：先坐于床边，双足交叉，然后双手叉腰并起立，同时肛门收缩上提，持续 5 秒钟，再放松坐下。重复 10~20 次。

（5）踮足收肛：站立，双手叉腰，双脚交叉，踮起足尖，同时肛门收缩上提，持续 5 秒钟。重复 10~20 次。

21 痔疮患者如何练习五节式疗痔操？

咨询：我的邻居老孙，半年前患痔疮，是在局部外用痔疮膏的基础上配合练习五节式疗痔操调理好的，我最近总感觉肛门部不舒服，经检查诊断为痔疮，也想练习五节式疗痔操，但不知道练习方法，请问**痔疮患者如何练习五节式疗痔操？**

解答：坚持练习五节式疗痔操确实能调理痔疮，有助于痔疮的治疗和康复，您患有痔疮，练习五节式疗痔操是可行的。下面给您介绍一下具体练习方法，希望对您有所帮助。

第一节：坐式，先坐在椅子上或凳子上，两脚交叉，两手叉腰，两脚保持交叉站起，同时收臀、夹腿、缩肛，持续 5 秒钟后再坐下，全身放松。

第二节：站式，两手叉腰，两腿交叉，足尖立起，同时收臀、夹腿、缩肛，持续 5 秒钟后，全身放松。

第三节：仰卧式，两腿交叉，足跟和肩部着床，收臀、夹腿，同时缩肛，持续 5 秒钟后，全身放松。

第四节：仰卧屈膝式，两腿屈曲，两足跟靠近臀部，两手放在头下，足跟和肩胛部着床，收缩会阴部肌肉并上举骨盆，使躯干呈拱桥样，同时吸气，持续 3 秒钟，放下骨盆，全身放松并呼气。根据自己的体力情况可反复进行 10~20 次。

第五节：下蹲式，先自然站立，然后下蹲，同时收缩肛门。

以上体操每日可做 1~2 次，每次 2~3 分钟，坚持练习，可锻炼肛门会阴部肌肉，改善局部血液循环，对减轻或缓解痔疮患者肛门部坠胀疼痛不适等症状、促使疾病顺利康复大有帮助。需要注意的是，五节式疗痔操适宜病情较轻且稳定的患者，对有剧痛的肛裂、痔核急性发炎、嵌顿性脱肛伴急性炎症者，需用其他方法治疗使症状缓解后，才能配合运用此操调理。

22 怎样运用肛门功能锻炼疗法调养痔疮?

咨询：我最近总感觉肛门部坠胀疼痛，经检查诊断为痔疮，正在外用痔疮膏治疗，听说肛门功能锻炼疗法能调养痔疮，有助于痔疮的治疗和康复，我准备试一试，但不清楚怎样去做。请问怎样运用肛门功能锻炼疗法调养痔疮?

解答：肛门的正常生理功能主要表现在收缩与舒张运动，这一运动是由肛门内外括约肌、肛提肌在神经系统支配下，通过复杂的反射过程，协调一致共同完成的。健康人体在排便运动时收缩与舒张表现出收缩有力，扩张适度，即使是较粗的粪便也能在肛门充分扩张的情况下排出。肛门具有一些特殊的结构，容易发生疾病和功能障碍。加强肛门功能的锻炼不仅可以使肛门括约肌得到锻炼，同时也可以促进肛门局部的血液循环，增强肛门直肠的抗病能力，尤其是肛门直肠手术后的患者，其肛门括约肌、黏膜、皮肤在不同程度上都受到了一些损伤，治疗期间又经过了较长一段时间的休息，因此肛门括约肌功能有不同程度的减退。所以在手术后恢复期，根据创面的愈合情况，可在医生的指导下，适当地进行肛门功能锻炼对于今后肛门括约肌功能的恢复是有十分重要意义的。

做肛门功能锻炼既要持之以恒，又要避免过度疲劳，应以运动后舒适为宜。至于选择哪种方法为好，应在医生的指导下，根据患者的具体情况灵活决定。以下几种方法供参考。

（1）提肛运动：在排便后或睡前，取平卧位，或坐位，或站立位，做深呼吸运动，有意识地向上提升肛门，然后放松，再收缩，每次练习 30 遍左右，每日 1~2 次。如练习得当，常有腹部及肛门温热的感觉。多用于肛门手术后，肛门括约肌功能恢复期，可促进局部血液循环，增加肌力，同时对肛裂、痔疮、肛周脓肿等有预防调养作用。

（2）导引法：方法是一侧腿足踏地，一侧腿屈膝，左右反复替换屈膝动作。腿屈膝时，两手抱于膝下，尽力将膝部靠近前身。如此运动可反复 20~30 遍，每日练习 1~2 次。这种锻炼方法可以增加肛门括约肌的肌力，预防痔疮发生，并能调养痔疮、肛瘘等。

（3）肛门体操：肛门体操取仰卧位、坐位、站立位三种姿势进行练习。仰卧位练习时两下肢交叉，臀部及大腿用力夹紧，同时肛门缓慢用力收缩上提，持续5秒钟，然后放松；坐位练习时两腿交叉坐于床边或椅子上，两手叉腰，同时收臀、夹腿，肛门收缩上提，持续5秒钟，然后放松；站立位时，两手叉腰，两腿交叉，足尖立起，收臀夹腿，同时肛门收缩上提，持续5秒钟，然后放松。以上每种运动重复10~20遍，每日早、晚各练习1次，持续数月即可收效。此法对痔疮、肛裂、肛瘘等均有治疗调养作用。

23 怎样运用体疗传统九法调治痔疮？

咨询：我患痔疮已有一段时间，肛门部坠胀疼痛的滋味实在让人难以忍受，听同学说运用体疗传统九法能调治痔疮，他的痔疮就是通过练习体疗传统九法调理好的，我也想试一试，还不知道练习方法，请问怎样运用体疗传统九法调治痔疮？

解答：体疗传统九法确实能调治痔疮，您患有痔疮，不妨练习一段时间试一试。下面给您介绍一下体疗传统九法的具体练习方法。

（1）松身提肛法：仰卧，两腿交叉，全身各部高度松弛，不要紧张用力。接着臀部和大腿用力夹紧，同时肛门如忍大便状，缓缓用力上提，两腰亦向下与床相接触状弯腰，这样全身放松与提肛交替进行，根据健康状况可做10~30次，然后可配合呼吸运动，提肛时吸气，全身放松时呼气。

（2）骨盆高举法：仰卧屈膝，使脚跟靠近臀部，两手放在头下，以脚掌和肩部做支点，使骨盆举起，同时收提肛门，放松时骨盆下放，熟练后亦可配合呼吸，提肛时吸气，放松时呼气。

（3）腹肌旋转法：仰卧，两腿自然伸展，以气海穴为中心，腹肌做旋转动作，顺时针旋转20~30次，再逆时针旋转20~30次。先顺后逆地旋转。此势练习时臀、腰等处配合则较易进行。

（4）双臂上举法：仰卧，两臂放于躯干旁，全身放松，两臂上举，同时吸气，手掌举至头上时，要正好将气吸完，两臂在身前放下还原，同时配合呼气，此势可连续做6次。

（5）叉腿站坐法：两腿交叉坐于床边或椅子上，全身放松，两腿保持交叉站立，同时收臀、夹腿、提肛，坐下还原时全身放松，可连续做20~30次。

（6）站式交腿法：站式两腿交叉，收臀、夹腿、提肛，两腿仍保持交叉，全身尽可能放松，如此反复，一般做20~50次。

（7）收臀击腹法：站立，两腿交叉，收臀、夹腿、提肛，同时吸气，待气吸满后，两拳轻提轻击小腹部，同时呼气，如此击腹20~40次。注意击腹的力量一定由轻开始，慢慢加重，千万不要在开始几天时间用力叩击，叩击时如果感到腹部不适，说明用力过大，要减轻些，孕妇禁用此法。

（8）握拳鞠躬法：两腿并拢，两拳松握，自胸前两侧上提至乳部，同时抬头挺胸吸气，气吸满后，上体成鞠躬状前俯，同时两拳变紧握，沿两腋旁向身体后下方伸出，并随势做深呼气，如此连续做6次。

（9）举臂呼吸法：两腿并拢，两臂自左右侧上举至头上方，同时两脚跟提起做深呼吸，此势可连续做 6 次。

24 如何运用便秘防治操调治便秘和痔疮？

咨询：我患便秘已有一段时间，最近又出现了肛门部坠胀疼痛，经检查诊断为痔疮，正在外用痔疮膏治疗，从报纸上看到坚持练习便秘防治操也能调治便秘和痔疮，我想进一步了解一下。请问如何运用便秘防治操调治便秘和痔疮？

解答：中老年人及气虚体弱者常有大便困难，虽服通便药后可解大便，但停药后却依然如故。长期便秘给人们的生活造成不良影响，同时便秘也是引发痔疮的主要原因之一。便秘防治操简单易行，能增强胃肠蠕动，促进排便，只要坚持练习，不仅可调治便秘，对痔疮也有较好的调养效果。下面是其具体练习方法。

（1）仰卧，两臂伸直放两侧，紧靠两侧胁肋部，上下转动两臂，使臂与两肋摩擦，连续做 10~20 次。

（2）端坐，直腰，两臂交于背后，两手插合，用力向下，连续用力 10~15 次。

（3）搓脚心，沿脚心弓凹部位上下搓，适当用力，连续搓 45 次，左右交替搓。

（4）站立，两脚分开与肩同宽，双膝稍屈成马步状，两手叉腰，拇指向后。头向左侧伸展，随即缓缓向左侧转腰，眼尽量向身后看。再换右侧做，各做 10~20 次。

（5）站立或仰卧位，双手置于腹部，从脐下向上推按，做 20~30 次。再将两手重叠置于腹部，以脐为中心，顺时针方向揉按 20~30 次。

25 如何运用改善胃肠功能操调治便秘和痔疮？

咨询：我不仅患有便秘，还有痔疮，正在用药治疗，我知道便秘和痔疮不仅要用药物治疗，还要注意饮食调养和运动锻炼，听说改善胃肠功能操能调治便秘和痔疮，我准备试一试。请问**如何运用改善胃肠功能操调治便秘和痔疮？**

解答：改善胃肠功能操可提高胃肠道平滑肌张力和蠕动，增强腹背肌力，减轻腹胀、嗳气等症状，增进食欲，促进排便，坚持练习对纠正便秘有肯定的作用，也有助于预防和调养痔疮，下面是练习方法。

（1）平卧，做腹式呼吸，口呼鼻吸，呼时收腹，吸时鼓腹，腹壁随呼吸而起伏，以助内脏运动。

（2）平卧，手臂向上伸直，然后分别向两侧下方拉开，最后收回。

（3）平卧，屈下肢，使足跟紧靠臀部，然后伸直，左右腿交替进行。

（4）平卧，用两肘关节着床，支撑上身重量，使胸部挺起。

（5）平卧，抬右腿（伸直），尽量使大腿和躯干成直角，再放下换左腿做，左右腿交替进行。

（6）平卧，屈双腿，做蹬自行车的动作。

（7）平卧，两手交叉置于脑后，两腿不动，缓慢坐起。

（8）平卧，屈右腿，使大腿尽量贴近胸部和腹部，再放下，左右腿交替进行。

以上每组动作通常做 5~10 遍，每日练习 1~2 次。

26 如何运用散步防治便秘和痔疮？

咨询：我不仅患有便秘，还患有痔疮，我知道运动锻炼的重要性，也明白散步是一项简单有效、不受环境条件限制的运动锻炼方式，能够防治便秘和痔疮，但还不清楚散步有哪些要领。麻烦您给我介绍一下，**如何运用散步防治便秘和痔疮？**

解答：散步是指闲散、从容地行走。俗话说“饭后百步走，能活九十九”“饭后三百步，不用上药铺”“每天遛个早，保健又防老”。唐代著名医家孙思邈也精辟地指出，“食毕当行步，令人能饮食、灭百病”。可见散步是养生保健的重要手段。散步是一项简单而有效的锻炼方式，也是一种不受环境、条件限制，人人可行的保健运动，大量实践表明，散步也是防治便秘和痔疮的有效方法。

每天坚持在户外进行轻松而有节奏的散步，可促进四肢及脏器的血液循环，增加肺活量和心输出量，改善微循环，加强胃肠道的蠕动和消化腺的分泌，调节神经系统功能，增加排便动力，使排便通畅，纠正习惯性便秘。散步还能给肛门部以良性刺激，有助于改善局部的血液循环，这对防治痔疮无疑都是十分有益的。同时散步还可调畅情志，解除神经、精神疲劳，使人气血流畅，脏腑功能协调。

一般而言，散步容易做到，但坚持下来却不容易，散步虽好也须掌握要领，散步应注意循序渐进、持之以恒。散步前应使身体自然放松，适当活动肢体，调匀呼吸，然后再从容展步。散步时背要直，肩要平，精神饱满，抬头挺胸，目视前方，步履轻松，犹如闲庭信步，随着步子的节奏，两臂自然而有规律地摆动，在不知不觉中起到舒筋活络、行气活血、安神宁心、祛病强身的效果。便秘和痔疮患者应根据个人的体力情况确定散步速度的快慢和时间的长短，散步宜缓不宜急，宜顺其自然，而不宜强求，以身体发热、微出汗为宜。散步的方法有普通散步法、快速散步法以及反臂背向散步法等多种，便秘和痔疮患者一般可采用普通散步法，即以每分钟 60 步左右的速度，每次散步 15~30 分钟，每日散步 1~2 次。

散步何时均可进行，但饭后散步最好在进餐 30 分钟以后，对便秘和痔疮患者来说，选择在清晨、黄昏或睡前均较适宜。在场地的选择上，以空气清新的平地为宜，可选择公园之中、林荫道上或乡间小路等，不要到车多、人多或阴冷、偏僻之地去散步。散步时衣服要宽松舒适，鞋要轻便，以软底鞋为好，不宜穿高跟鞋、皮鞋。

27 痔疮患者怎样练习祛病健身早操？

咨询：我患有痔疮，正在用痔疮膏治疗，我知道手术治疗、药物治疗是治疗痔疮的主要手段，运动锻炼是自我调养的重要方法。听说祛病健身早操有助于痔疮的治疗康复，我准备练习一段时间。请问痔疮患者怎样练习祛病健身早操？

解答：祛病健身早操分为举臂呼吸、屈膝屈肘、摆动双手、屈膝屈髋、体肘侧屈、直立轻跳和便步行走。痔、瘘、裂、痈等痔疮类疾病患者坚持练习祛病健身早操，能解除精神紧张和身心疲劳，增强机体新陈代谢，提高机体抗病能力，有助于促进肛门部的血液循环，减轻或消除肛门部坠胀疼痛不适等诸多症状，痔疮患者宜在医生的指导下坚持练习。下面是其具体练习方法。

（1）举臂呼吸

预备姿势：双脚平行站立，距离与肩同宽，双臂自然下垂于体侧，全身放松。

做法：双手侧平举，掌心向下，略抬头吸气；还原成预备姿势，呼气。重复做以上动作4~6次。

（2）屈膝屈肘

预备姿势：双脚稍分开站立，双臂自然下垂于体侧，双眼平视前方。

做法：略屈膝下蹲，同时双手经两侧屈肘，手指触肩；还原成预备姿势。重复做以上动作 4~6 次，呼吸要均匀。

（3）摆动双手

预备姿势：双脚前后自然分立，双臂自然下垂，平视前方。

做法：双手交替前后自然摆动 2 次，呼吸 1 次（手前举与肩同高，后摆之后又回到与肩同高的位置，叫摆动 1 次）。先左脚在前，右脚在后，做 4~6 次；然后右脚在前，左脚在后，重复做 4~6 次。摆动的节奏要慢。

（4）屈膝屈髋

预备姿势：仰卧或坐姿。

做法：屈膝同时屈髋，呼气；还原成预备姿势，吸气。重复做以上动作 4~6 次。动作完毕，要静躺 1 分钟。

（5）体肘侧屈

预备姿势：双脚自然站立，双腿并拢，双臂自然下垂于体侧，全身放松。

做法：身体右侧屈，右手沿右腿外侧下伸，同时侧屈左肘，左手提至左腋下，呼气；还原成预备姿势，吸气。左侧动作同右侧，但方向相反。重复做以上动作 4~6 次。注意身体侧屈时腿不要弯曲。

（6）直立轻跳

预备姿势：双脚平行站立，距离稍比肩窄，双手叉腰，平视前方。

做法：原地轻跳，中等节奏，均匀呼吸，跳 10~12 次。

（7）便步行走

预备姿势：双脚自然站立，双臂自然下垂于体侧，全身放松。

做法：便步行走 3~6 次，节奏要逐渐减慢，同时均匀地呼吸。

28 痔疮患者手术后多久可以参加体育锻炼？

咨询：我最近不仅大便时常带血，还总感觉肛门部像有“东西”似的不舒服，经检查诊断为混合痔，刚做完手术，我知道手术是治疗痔疮的主要手段，体育锻炼是自我调养的重要方法。请问**痔疮患者手术后多久可以参加体育锻炼？**

解答：痔疮患者手术后多久可以参加体育锻炼，这取决于手术的方法和种类，以及病变的程度。科学合理地进行体育锻炼，可以促进手术后的身体恢复和创面的愈合，反之若体育锻炼不恰当，则会影响疗效，甚至出现危险。

一般来说，手术的当天应当卧床休息，之后的几天也要减少活动，尤其是结扎术后的 7~12 天，结扎线多在此时脱落，过多的活动会引起结扎线过早脱落或结扎线的滑脱，易引发术后严重的大出血，危及患者生命。另外，手术创面较大的患者也要注意适当控制各种活动，避免创缘因活动而发生不必要的摩擦，形成水肿，延长愈合时间。

手术后 20 天内要避免较剧烈的运动，1~2 个月内可以参加一些活动量较小的体育活动，如打太极拳、散步，练习八段锦、祛病延年二十式等，但不宜进行剧烈活动，以免损伤稚嫩的创面新生组织。1~2 个月后可以参加正常的体育运动锻炼，但仍要坚持循序渐进的原则，逐渐增加运动量。总之，保护娇嫩的皮肤和黏膜是手术后运动锻炼必须顾及的，如何进行体育运动锻炼最好听取手术医生的意见，在医生定期检查后决定，以免影响手术疗效和引发其他不良反应。

29 痔疮患者常有怎样的心理状态？

咨询：我患痔疮已有一段时间，现在每到排大便的时候都有恐惧的心理，担心出血、疼痛，今天到医院咨询，医生说我这种情况属于痔疮患者的心理症结，听说痔疮患者的心理症结有多种。请问**痔疮患者常有怎样的心理状态？**

解答：人的精神、心理状态与疾病的发生发展密切相关，心理因素对痔、瘘、裂、痈等痔疮类疾病的治疗和康复大有影响，消除痔、瘘、裂、痈等痔疮类疾病患者意识中的“心理创伤”，解除心理创伤对病情的干扰，是治疗痔疮的重要一环。由于人们对痔疮类疾病缺乏足够的认识，患上痔、瘘、裂、痈等痔疮类疾病之后，有相当一部分患者不能正视自己的病情，不能从思想上正确对待，表现出多种不同的心理状态，情绪时有波动，不利于痔疮的治疗和康复。保持稳定的心理状态，不被疾病所吓倒，善于自我调节，做好心理保健，对痔疮的治疗和康复大有好处。痔疮患者的心理状态是多种多样的，但就临床来看，恐惧、焦虑、悲观、急躁、无所谓、乱投医等类型较为多见。

痔、瘘、裂、痈等痔疮类疾病患者的心态随病情的变化以及患者的性格特点等的不同而有较大差异，其心理状态是多种多样的。有的患者思想恐惧，担心病情恶化，害怕肛周脓肿转变成肛瘘，害怕内痔难以治愈逐渐加重甚至出现明显的脱出、出血等并发症，恐惧肛瘘长期流脓不止，顾及肛裂经久不愈而每于解大便时疼痛加剧、出血等，终日惶惶，六神无主，呈现恐惧型；有的患者焦虑过度，多愁善感，忧心如焚，担心从此肛门部会时常出现坠胀疼痛不适，忧愁身体从此算是垮了，担心影响日常工作，为疾病是否能影响以后的生活等发愁，呈现焦虑型；有的患者，尤其是重症肛瘘和内痔、混合痔患者，终日闷闷不乐，心情沮丧，意志消沉，悲观失望，对治疗缺乏信心和恒心，呈现悲观型；有的患者，如肛瘘长期流脓的患者、内痔长期脱出出血的患者，性情急躁，情绪冲动，容易发火，易于与他人争吵，终日烦躁不安，呈现急躁型；也有的患者由于病情不重，比如早期内痔、轻度的肛裂患者，自觉症状不明显，而无所谓，漫不经心，呈现无所谓的态度，对医生劝告的注意事项置于耳后，酗酒游玩通宵达旦，不能正规治疗，不重视饮食调养和起居调摄；更有一些患者，比如长期肛裂、肛瘘以及内痔、混合痔患者，患病后轻信传言，病急乱投医，跟着广告和所谓的“家传秘方”走，到处求医，反复用药。

对于那些本来就性格内向的痔、瘘、裂、痈等痔疮类疾病患者，尤其是肛瘘、内痔长期脱出和出血的患者来说，忧郁的表现较为突出，对治疗疾病失去信心，心理承受力下降，抱怨自己，容易产生悲观的情绪；对于那些性格外向的痔、瘘、裂、痈等痔疮类疾病患者，尤其是老年肛瘘、肛裂以及内痔、外痔、混合痔患者来说，则是责怪他人较多，比如责怪家人对他照顾不耐心、生活饮食不合意、医生治疗不精心等。

30 痔疮患者应如何调整自己的心态？

咨询：我最近总感觉肛门部坠胀疼痛，经检查诊断为痔疮，听说痔疮虽然算不上什么大病，若不及时治疗也会引发贫血、大肠癌等，我还真有点担心，从网络上看到痔疮患者做好心理保健也很重要，请问**痔疮患者应如何调整自己的心态？**

解答：对痔、瘘、裂、痈等痔疮类疾病患者来说，正确对待疾病，调整好自己的心态，保持乐观向上的心情，积极配合治疗，是促使疾病顺利康复的前提和基础。要调整自己的心态，应从以下几个方面入手。

（1）一旦罹患痔、瘘、裂、痈等痔疮类疾病，要理性面对现实，认清自己所患疾病，要保持稳定的心理状态，以平常的心态对待自己的病情。要知道通过积极治疗，大部分痔、瘘、裂、痈等痔疮类疾病是能够很快顺利康复的。

（2）医生与患者共同参与、互相配合，手术治疗、药物治疗、饮食调养等治疗调养方法多管齐下，采取综合性的治疗措施，是提高痔、瘘、裂、痈等痔疮类疾病治疗效果的重要途径。痔、瘘、裂、痈等痔疮类疾病患者要积极主动就医，找医生沟通，对自己的病情有一个全面了解，对治疗方案、手段以及可能出现的情况有充分的认识，与医生密切配合，争取在最佳时间得到及时全面的治疗。

（3）积极接受健康教育，加深对痔、瘘、裂、痈等痔疮类疾病的认识，尊重科学，不要迷信道听途说的东西，注意自我调养，从饮食调养、情志调节、起居调摄等日常生活的点点滴滴做起，全面提高自己的身体素质，促使疾病顺利康复，避免病情进一步发展和并发症的发生。

（4）要敞开心扉，积极与人沟通，消除孤独和悲观的心理，制定切实可行的生活目标，以使自己心灵有所依托，情感有所归宿，生活丰富多彩。